Klärungsorientierte Psychotherapie psychosomatischer Störungen

Rainer Sachse

Klärungsorientierte Psychotherapie psychosomatischer Störungen

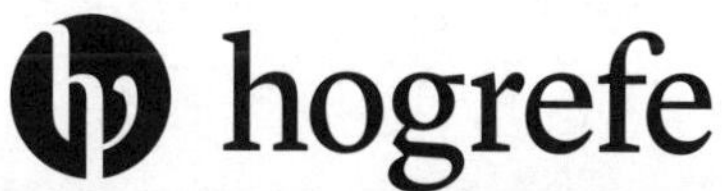

Prof. Dr. Rainer Sachse, geb. 1948. 1969–1978 Studium der Psychologie an der Ruhr-Universität Bochum. Ab 1980 Wissenschaftlicher Mitarbeiter an der Ruhr-Universität Bochum. 1985 Promotion. 1991 Habilitation. Privatdozent an der Ruhr-Universität Bochum. Seit 1998 außerplanmäßiger Professor. Leiter des Institutes für Psychologische Psychotherapie (IPP), Bochum. Arbeitsschwerpunkte: Persönlichkeitsstörungen, Psychosomatische Störungen, Klärungsorientierte Psychotherapie, Verhaltenstherapie.

Bibliografische Information der Deutschen Nationalbibliothek
Die Deutsche Nationalbibliothek verzeichnet diese Publikation in der Deutschen Nationalbibliografie; detaillierte bibliografische Daten sind im Internet über http://dnb.dnb.de abrufbar.

Hogrefe Verlag GmbH & Co. KG
Merkelstraße 3
37085 Göttingen
Deutschland
Tel. +49 551 999 50 0
Fax +49 551 999 50 111
verlag@hogrefe.de
www.hogrefe.de

Umschlagabbildung: ©champja – iStock.com by Getty Images
Satz: Mediengestaltung Meike Cichos, Göttingen
Druck: Media-Print Informationstechnologie, Paderborn
Printed in Germany
Auf säurefreiem Papier gedruckt

1. Auflage 2018

(E-Book-ISBN [PDF] 978-3-8409-2918-2; E-Book-ISBN [EPUB] 978-3-8444-2918-3)
ISBN 978-3-8017-2918-9
http://doi.org/10.1026/02918-000

Inhaltsverzeichnis

Kapitel 1 Einleitung: Die Anliegen dieses Buches

Dieses Buch verfolgt zwei Anliegen: Als erstes soll eine für bestimmte psychosomatische Störungen typische psychische Konstellation beschrieben werden, die ich als die „psychosomatische Verarbeitungsstruktur" bezeichnen möchte. Dabei werde ich diese Struktur ableiten, definieren und ein Instrument zu ihrer Diagnostik vorstellen.

Als zweites möchte ich zeigen, wie die Klärungsorientierte Psychotherapie (KOP) eine solche psychosomatische Verarbeitungsstruktur effektiv therapieren kann: Ich möchte dann therapeutische Strategien vorstellen und eine Studie zur Effektivität dieser Therapie vorstellen.

Was die psychosomatische Verarbeitungsstruktur betrifft, so zeigen viele Klientinnen und Klienten eine psychische Struktur von mangelnder Durchsetzungsfähigkeit, Konfliktscheu und hoher Erwartungsorientierung: Sie können sich schlecht abgrenzen, „nein" sagen und treten nicht für ihre Rechte ein.

Diese Struktur von Handlung und Verarbeitung möchte ich hier, weil sie in hohem Maße mit bestimmten sogenannten „psychosomatischen Erkrankungen" verbunden ist, als „psychosomatische Verarbeitungsstruktur" bezeichnen.

Eine solche Struktur *kann man natürlich auch dann aufweisen, wenn man gar keine psychosomatische Erkrankung aufweist:* Sie beeinträchtigt in jedem Fall in hohem Maße die individuelle Lebensqualität und führt zu hohen subjektiven Kosten. Aus diesem Grunde ist es für Therapeuten äußerst wichtig, diese Struktur diagnostisch früh zu erkennen und die Klienten richtig psychotherapeutisch zu behandeln. Zu beidem will dieses Buch einen Beitrag leisten: Therapeuten sollen früh erkennen, dass Klienten eine solche Struktur aufweisen und sollen in die Lage versetzt werden, angemessen mit den typischen Problemen der Klienten, die in der Therapie zu schwierigen Situationen führen, umzugehen. Das Buch erläutert die Theorie der psychosomatischen Verarbeitungsstruktur und macht deutlich, wie Therapeuten diese zuverlässig diagnostizieren können.

Das Buch stellt sodann ausführlich therapeutische Strategien der Klärungsorientierten Psychotherapie vor, mit deren Hilfe Therapeuten diese Struktur effektiv bearbeiten können: Informationen an Klienten, Motivierung der Klienten, Bearbeitung der Vermeidung und weitere therapeutische Vorgehensweisen. Schließlich werden die bisherigen empirischen Ergebnisse zur Effektivität der beschriebenen Therapie berichtet.

Teil 1: Theorie der psychosomatischen Verarbeitungsstruktur

In diesem Abschnitt wird die Theorie der psychosomatischen Verarbeitungsstruktur (PVS) entwickelt. Dabei werden die entscheidenden psychologischen Variablen abgeleitet und definiert, und es wird ein Ratingverfahren zur reliablen und validen Erfassung dieser Struktur vorgestellt.

Kapitel 2 Die Entwicklung des Konzeptes

2.1 Einleitung

In den Jahren 1980 bis 1992 hat der Verfasser an der Ruhr-Universität Bochum zwei größere Forschungsprojekte durchgeführt, um die psychische Verarbeitungsstruktur von Patientinnen und Patienten mit Morbus Crohn (MC) und mit Colitis ulcerosa (CU) genauer zu untersuchen und festzustellen, wie diese Patienten auf eine spezielle Variante der Klärungsorientierten Psychotherapie reagieren.

Dabei wurde festgestellt, dass diese Patienten ein relativ typisches Verarbeitungsmuster aufweisen, das im Wesentlichen durch eine starke Vermeidung, sich mit eigenen Problemen zu befassen, einer starken Ignorierung persönlicher Belastungsgrenzen, einer mangelnden Fähigkeit, sich abzugrenzen oder durchzusetzen und einer erhöhten Alienation, also einer Entfremdung vom eigenen Motiv-System, gekennzeichnet ist.

Daraus resultierte der Versuch, so etwas wie eine typische „Verarbeitungsstruktur“ von Klienten zu finden, die sogenannte „psychosomatische Erkrankungen“ aufweisen: Also *relevante psychologische Variablen* zu definieren, die Psychosomatiker kennzeichnen.

Dabei wird davon ausgegangen, dass solche Variablen nicht nur bei Personen mit manifesten psychosomatischen Erkrankungen vorkommen, sondern, als eine Art von „Diathese“, auch bei Personen, die noch gar keine manifeste Psychosomatik ausgebildet haben.

Die Klienten mit Colitis ulcerosa und Morbus Crohn waren somit der Forschungs-Ausgangspunkt, um an ihnen solche Prozesse exemplarisch zu erforschen: Ziel der Forschung war es dabei *nicht*, ganz spezielle Variablen nur für diese Störungsgruppen zu finden, sondern eher übergreifende Variablen, die in der Lage sind, auch andere Klienten mit anderen Störungen und, wie gesagt, auch Klienten ohne manifeste psychosomatische Erkrankungen zu beschreiben.

Das nächste Ziel war nun, aufbauend auf den bisherigen Forschungsergebnissen ein Ratingsystem zu entwickeln, mit dessen Hilfe Rater und Therapeuten bei Klienten eine solche psychosomatische Verarbeitungsstruktur valide und reliabel erkennen können. Und zwar anhand von Therapieausschnitten, von Therapie, die Therapeuten mit Klienten real durchführen.

Ein solches Verfahren würde es ermöglich,

- eine solche Verarbeitungsstruktur schon früh im Therapieprozess zu identifizieren,
- ohne zusätzlichen diagnostischen Aufwand, abgesehen von der Anwendung des Ratingsystems,
- sich als Therapeut schon früh auf relevante psychologische Klienten-Variablen im Therapieprozess zu konzentrieren.

2.2 Die Ergebnisse der Bochumer Studien

Hier werden die Ergebnisse der Bochumer Studien und ihre Schlussfolgerungen im Hinblick auf die Konzeption einer „psychosomatischen Verarbeitungsstruktur“ kurz dargestellt.

2.2.1 Chronisch entzündliche Darmerkrankungen: Colitis ulcerosa und Morbus Crohn

Der Ausgangspunkt der Untersuchungen waren Personen mit sogenannten „chronisch-entzündlichen Darmerkrankungen“. Daher sollen diese Störungen hier kurz dargestellt werden.

Unter dem Begriff „chronisch entzündliche Darmerkrankungen“ werden zwei Krankheiten zusammengefasst (Köhler, 1995, S. 192), nämlich Colitis ulcerosa und Morbus Crohn (Adler, 1997). Es sind leichte bis sehr schwere Erkrankungen des Verdauungssystems, die im Wesentlichen schubweise verlaufen (Bischoff, 1997; Dietrich & Caspary, 1997a, 1997b), die zu schweren Symptomen und körperlichen Begleiterscheinungen führen können (Raedsch, 1997; Rothfuß, 2015), die mit medizinischen Methoden diagnostiziert werden müssen (Andus, 1997; Dignass et al., 2010, 2011; Escher, 2015; Ehehalt & Kramer, 2014; Götz, 2015; Hartmann & Tannapfel, 2015; Lembcke, 1997; Preiß et al., 2014; Stein, 2015) und die einer medizinischen Behandlung erforderlich machen (Frei & Rogler, 2014; Herrlicher & Stange, 1997; Kreis, 2015; Krummenerl & Fleig, 1997; Scherer et al., 2011).

Beide Störungen weisen multiple Ursachen-Faktoren auf, u. a. genetische Dispositionen (Schreiber & Rosenstiel, 2015; Wehkamp & Stange, 2015) sowie psychosoziale Probleme (Hardt et al., 2010a, 2010b).

Morbus Crohn und Colitis Ulcerosa sind eher seltene Erkrankungen: Sie treten im Durchschnitt bei nicht einmal 1 % der Bevölkerung auf, insbesondere in Industrieländern (Köhler, 1995; Ott, 2015).

Colitis ulcerosa (CU) bezeichnet eine unspezifische, geschwürbildende Erkrankung des Dickdarms: Je nach Ausdehnung der Colitis gibt es Symptome von Bauchschmerzen, Fieber, Anämie, Elektrolytverlust, gerötete und geschwollene Darmschleimhaut und (eher kleinere) Geschwüre (Adler, 1997). Die Patienten weisen bis zu 20–30× am Tag blutige/schleimige Durchfälle auf. Man unterscheidet drei Schweregrade mit geringer, mittlerer und hoher Krankheitsaktivität (Dietrich & Caspary, 1997a; Hoffmann, 2015; Jantschek, 2012; Melle et al., 2011; Weidenbach, 1982).

Morbus Crohn (MC) ist eine unspezifische Entzündung im Bereich des unteren Verdauungstraktes (Crohn et al., 1932; Friebel, 1995). Die Entzündungen können sich auf den gesamten gastrointestinalen Trakt ausdehnen. Es gibt Geschwürbildungen der Schleimhaut sowie Einlagerungen in der Darmwand. Die Erkrankung verläuft in Schüben: Während eines Schubes treten Diarrhoe, Bauchschmerzen, Gewichtsverlust, blutige Stühle und Fieber auf (Adler, 1997; Attenberger, 1982; Chang & Schwartz, 2001; Crohn et al., 1932; Friebel, 1992, 1995; Goebell et al., 1987; Herbert & Cohen, 1993; Schreiber, 1993; Sheffield & Carney, 1976; Stallmach, 2015; Zacher & Becker, 1988).

Auf psychologischer Ebene führen die Erkrankungen zu Depressionen, Ängsten (auch vor Verschlimmerung der Erkrankung), erhöhter Müdigkeit, hoher psychischer Belastung und insgesamt reduzierter Lebensqualität (Ananthakrishnan et al., 2013; Graff et al., 2011; Hardt et al., 2010a, 2010b; Iglesias-Rey et al., 2014; Loftus et al., 2011; Nahon et al., 2012; Vogelaar et al., 2011).

Untersuchungen zur Psychotherapie brachten widersprüchliche Ergebnisse: Einige Therapien erbrachten positive Effekte, andere hatten keinen Einfluss (Boye et al., 2011; McCombie et al., 2013; Wahed et al., 2010). Kognitiv-behaviorale Therapien hatten den größten Effekt (Knowles et al., 2013).

2.2.2 Die Bochumer Untersuchungen

In den Bochumer Untersuchungen ging ich davon aus, dass sich Patienten mit MC und CU nicht in „Persönlichkeitseigenschaften", sondern in psychologischen Verarbeitungsprozessen von Personen ohne psychosomatische Erkrankungen unterscheiden: Darin, wie sie eigene Motive repräsentieren, damit, wie sie mit Konflikten umgehen, darin, wie sie sich in sozialen Situationen abgrenzen, darin, wie sie eigene Belastungsgrenzen erkennen und mit ihnen umgehen etc.

Die Grundhypothese war, dass diese Patienten Situationen anders *verarbeiten* und andere Arten grundlegender Verarbeitungsstrukturen aufweisen als Personen ohne diese Erkrankungen (Sachse, 1991a, 1991b, 1993a, 1995a, 1995b, 1995c, 1997a, 1997b, 1998, 1999, 2006a, 2007). Die Annahme war, wenn es bei diesen Störungen relevante psychische Faktoren geben sollte, dann sollten diese nicht in statischen Merkmalen von „Persönlichkeitszügen" (traits) zu finden sein, sondern in eher dynamischen Merkmalen wie Verarbeitungsprozessen und solchen Merkmalen, die solche Verarbeitungsprozesse aktuell steuern, die also Prozesse der Informationsverarbeitung und Emotionsregulation steuern. Die entscheidenden Merkmale sollten auch nicht in „psychopathologischen Symptomen" (wie Depression, Angst etc.) zu finden sein, sondern in funktionellen psychischen Prozessen, d.h. in aktuellen Kognitionen, Affekten und Emotionen bzw. in psychischen Strukturen, die solche Prozesse bedingen (vgl. Kuhl, 1983a, 1983b, 1983c, 1992, 2001).

Und: Die relevanten psychischen Determinanten sollten nicht in Einzelvariablen zu finden sein, *sondern in dem Zusammenspiel von Variablen*: Es soll ein *System* von relevanten Variablen geben, zwischen denen es Wechselwirkungen gibt und die als System auf andere Variablen einwirken.

In verschiedenen Untersuchungen wurde versucht, relevante Prozessvariablen zu finden, die

- die aktuellen Verarbeitungen betreffen oder psychologische Strukturen, die aktuelle Informationsverarbeitungen oder Handlungsregulation beeinflussen;
- die gut psychologisch fundiert und psychologisch beschreibbar sind;
- deren Wechselwirkungen sich psychologisch beschreiben lassen.

Die Ergebnisse in der Zusammenfassung:

- Patienten mit CU oder MC weisen einen sehr schlechten Zugang zu eigenen Affekten auf und können die Bedeutung eigener Affekte sehr schlecht bis gar nicht repräsentieren; dies weist auf ein hohes Ausmaß an *Alienation* hin, auf eine starke Entfremdung vom eigenen Motiv-System (s.u.; Atrops & Sachse, 1994; Sachse & Atrops, 1991). Dabei muss man davon ausgehen, dass sie die affektive Verarbeitung nicht „ausschalten" können, sondern dass sie die Wahrnehmung von Affekten systematisch vermeiden (vgl. Sachse, 2014; Sachse & Fasbender, 2011, 2014; Sachse et al., 1992).
- Patienten mit CU oder MC können auch im Therapieprozess eigene Motive, relevante Schemata und Affekte nur sehr schwer klären; sie reagieren kaum auf entsprechende Interventionen von Therapeuten und zeigen ein sehr hohes Ausmaß an Vermeidung (Sachse, 1993a, 1997a, 1997b, 2007; Diedrich, 1989; Jansen, 1995). Auch dies weist auf eine hohe Alienation sowie einen schlechten Zugang zu Affekten sowie auf eine hohe generelle Vermeidung hin: Die Patienten beachten systematisch nicht affektive Prozesse oder relevante interne Verarbeitungsprozesse, die ihnen Aufschluss geben können über Motive, relevante Ziele oder aber über „interne Störungen" wie Erschöpfung, Ärger, Unbehagen oder Unzufriedenheit.

- Patienten mit CU oder MC wenden ihre Aufmerksamkeit systematisch von Körperprozessen ab und schneiden sich damit selbst von relevanten Informationen wie Affekten, körperlichen Erschöpfungssignalen, Signalen von Unzufriedenheit, emotionalen Signalen etc. ab (Krawinkel, 1989; Muß, 1993; Ries, 1993; Sachse, 1994b; Tholen, 1994).
- Patienten mit CU und MC zeigen ein hohes Ausmaß an externaler Perspektive, an Erwartungsorientierung, an Lage-Orientierung, eine defizitäre Selbst-Akzeptierung, ein niedriges Ausmaß an Kontrollüberzeugungen, eine mangelnde Fähigkeit, nein zu sagen und sich abzugrenzen, und eine schlechte Stressregulation sowie eine erhöhte Alienation (Aschke, 1995; Bauta, 1995; Deges, 1998; Di Bari, 1994; Dikomey, 1994; Fuß, 1995; Helfer, 1994; Kukorus, 1995; Litz, 1995; Pleiger, 1996; Rohde, 1994; Rudolph, 1989; Rüter, 1996; Sachse, 1995a, 1995b, 2006a; Sachse & Rudolph, 1992a, 1992b; Scotland, 1995; Wiegert, 1995; Wüstefeld-Will, 1997).

Kapitel 3 Theorie: Ein psychologisches Modell der psychosomatischen Verarbeitungsstruktur

3.1 Überblick über das Modell

Aufgrund der theoretischen Grundüberlegungen und aufgrund der empirischen Ergebnisse kann man ein Verarbeitungsmodell entwickeln: Ein Modell darüber, welche relevanten Arten von Informationsverarbeitungen Personen mit CU oder MC vornehmen bzw. welche psychologischen Strukturen oder Prozesse für eine charakteristische Informationsverarbeitung relevant sind.

Dabei wird die Hypothese aufgestellt (die empirisch noch weiter verfolgt werden soll), dass es sich hier um eine grundlegende Verarbeitungsstruktur handelt, die nicht nur Patienten mit MC oder CU betrifft, sondern auch Patienten mit anderen körperlichen Erkrankungen, bei denen psychische Faktoren eine signifikante Rolle spielen. So z. B. bei Kopfschmerz-Patienten, bei Rückenschmerz-Patienten, bei Patienten mit Magengeschwüren u. a. Daher soll hier verallgemeinernd von einer *psychosomatischen Verarbeitungsstruktur* gesprochen werden, also einer Struktur von psychologischen Variablen, die typisch ist bei Patienten mit bestimmten sogenannten psychosomatischen Erkrankungen.

Aufgrund der bisherigen empirischen Ergebnisse lässt sich ein Modell der psychosomatischen Verarbeitungsstruktur definieren. Dieses enthält die folgenden Variablen:

1. *Hohe Erwartungsorientierung*: Die Person orientiert sich stark daran, was (wichtige) Interaktionspartner aktuell von ihr erwarten bzw. sie orientiert sich daran, was sie *denkt*, was Interaktionspartner aktuell von ihr erwarten; sie versucht in hohem Maße, diese Erwartungen zu erfüllen.
2. *Hohe Konfliktvermeidung*: Die Person vermeidet in hohem Maße Konflikte mit Interaktionspartnern: Konflikte werden als unangenehm und bedrohlich erlebt und die Person versucht schon im Vorfeld, Konflikten aus dem Weg zu gehen.
3. *Schlechte Abgrenzung*: Die Person kann sich schlecht abgrenzen, kann schlecht „nein" sagen, kann Bitten oder Ansprüche von anderen schlecht abblocken; sie

kann schlecht offen äußern, wenn sie etwas nicht möchte oder wenn sie anderer Ansicht ist als ein Interaktionspartner.

4. *Niedrige Autonomie*: Die Person zeigt nur ein geringes Streben nach Autonomie, d.h. sie ist nicht stark geneigt, Lebensbereiche selbst bestimmen zu wollen; sie reagiert damit auf Fremdbestimmungen auch nicht aversiv oder reaktant.
5. *Alienation*: Eine Entfremdung vom eigenen Motiv-System, d.h. es besteht ein Problem darin zu wissen, was man möchte und nicht möchte; man verfügt über keine angemessene Repräsentation und kann auch aktuell bestehende Präferenzen nicht feststellen.
6. *Ignorierung eigener Belastungsgrenzen*: Die Person nimmt Erschöpfung, Ermüdung, Überdruss, Unzufriedenheit nicht gut oder gar nicht wahr oder, wenn sie sie wahrnimmt, dann ignoriert sie sie. Daher erkennt die Person nicht (rechtzeitig), dass sie hohem Stress ausgesetzt ist, aktuell überlastet ist, krank ist, erschöpft ist und dass es nötig wäre, eine Auszeit zu nehmen oder eine Pause zu machen.

Die ersten vier Aspekte hohe Erwartungsorientierung, hohe Konfliktvermeidung, schlechte Abgrenzung und niedrige Autonomie sollen als *Pawn-Struktur* bezeichnet werden: Der Begriff eines „Pawn" für eine Person stammt von de Charms (1968) und ist von dem englischen Begriff des „Bauern" (pawn) im Schachspiel abgeleitet.

Ein „Pawn" ist nach de Charms eine Person, die ihr Handeln als wenig selbstbestimmt und selbstbestimmbar wahrnimmt, die sich nicht durchsetzen, abgrenzen kann, die kaum ein Bedürfnis nach Selbstbestimmung hat und deshalb auch von anderen leicht beeinflussbar, manipulierbar und bestimmbar ist: Eben der „Bauer", der auf dem Schachbrett von anderen „gespielt" wird.

3.2 Erwartungsorientierung

3.2.1 Das Konzept

Erwartungsorientierung (EO) ist die Tendenz einer Person, die Erwartungen eines Interaktionspartners zu ergründen und zu versuchen, diese Erwartungen möglichst genau oder umfangreich zu erfüllen.

Dabei versucht die Person als Erstes, bei einem Interaktionspartner (IP), mit dem sie gerade aktuell interagiert, herauszufinden, was dieser von ihr möchte oder nicht möchte, welche Wünsche oder Erwartungen er an sie hat. Sie versucht also, ein Modell seiner Erwartungen zu bilden.

Dazu kann sie Wissen über die Person heranziehen, Schlüsse aus seinem Verhalten oder aus seinen Aussagen ziehen etc.

Diese Rekonstruktion kann dabei unterschiedlich gut oder valide sein: Sie kann weitgehend auf „Fakten“ basieren, sie kann aber auch komplett spekulativ sein.

Meist orientieren sich die Personen auch nicht wirklich daran, was ein Interaktionspartner *tatsächlich* erwartet. Denn tatsächlich wissen sie gar nicht genau, was andere erwarten, denn sie fragen andere nie. In Wirklichkeit orientieren sie sich daran, was sie *glauben*, was andere erwarten, und das ist in aller Regel überhaupt nicht validiert. Und das führt oft zu interaktionellen Problemen, da die Klienten oft etwas tun, von dem sie *glauben*, dass die anderen es wollen, die das aber gar nicht wollen und den Klienten damit für aufdringlich oder sogar grenzüberschreitend halten.

Dabei kann die Person im Extremfall einen „vorauseilenden Gehorsam“ entwickeln, also versuchen, die Erwartungen des IP schon zu erfüllen, bevor dieser sie äußert oder sogar selber weiß. Die Klienten sind dabei *nicht* norm-orientiert: Sie orientieren sich nicht an Normen, die in allen Kontexten gleich sind: Daher ist ihr Verhalten „flexibel“ und ändert sich mit dem jeweiligen IP.

In aller Regel haben die Klienten, wenn sie den Eindruck haben, dass sie die Erwartungen *nicht* erfüllen, ein „schlechtes Gewissen“ bzw. aktuelle Befürchtungen, vom IP (von nun an) abgelehnt, abgewertet zu werden oder sozial ausgeschlossen, gemieden zu werden.

3.2.2 Woran erkennt man hohe Erwartungsorientierung bei einem Klienten?

Eine hohe Erwartungsorientierung erkennt man daran, dass ein Klient

- versucht, es anderen recht zu machen,
- versucht, anderen Wünsche zu erfüllen,
- versucht, anderen „Wünsche von den Augen abzulesen“,
- versucht herauszufinden, was andere möchten oder wollen bzw. nicht möchten oder nicht wollen,
- versucht, sich dabei verschiedenen Personen jeweils flexibel anzupassen,
- versucht, eine Art von „vorauseilendem Gehorsam“ zu praktizieren,
- es nicht aushalten kann, wenn er denkt, er hätte andere verprellt, enttäuscht, frustriert,
- denkt, dass andere mit ihm unzufrieden sind,
- denkt, dass dies unangenehme soziale Konsequenzen nach sich ziehen könnte wie Ablehnung, gemieden werden, ausgegrenzt werden etc.

3.3 Konfliktvermeidung

3.3.1 Das Konzept

Mit *Konflikt* soll hier ein *interaktioneller Konflikt* verstanden werden, also ein Konflikt zwischen zwei (oder mehreren) Personen, nicht ein internaler Konflikt, als ein Konflikt *innerhalb* einer Person (Barki & Hartwick, 2004; Volkema & Bergmann, 1995).

„Konflikt" bedeutet dabei, dass zwei (oder mehr Personen) unterschiedliche, nicht einfach aufzuhebende Differenzen in Meinungen oder Ansichten haben oder dass sie auf gleiche Ressourcen zugreifen, unvereinbare Wünsche oder Motive haben, sodass sie sich gegenseitig blockieren oder behindern (Brehmer, 1976; Thomas, 1992).

Konflikte können von den „Konflikt-Parteien" offen ausgetragen werden; sie können jedoch auch (mehr oder weniger systematisch) vermieden werden (Best & Andreasen, 1977; Latzer & Gaber, 1998; Leung, 1988; Rahim & Magner, 1995). Personen können dabei eine Vielzahl kognitiver und behavioraler Strategien lernen, um Konflikten aus dem Weg zu gehen, wie

- sich unterordnen,
- Konflikte nicht thematisieren,
- Gemeinsamkeiten betonen,
- Konflikte auf Nebenschauplätzen verlagern usw.

Ein interaktioneller Konflikt entsteht, wenn zwei (oder mehr) Personen gleichzeitig etwas wollen, das nicht kompatibel ist (das gleiche Ziel verfolgen, was aber nur von einem erreicht werden kann; das Gleiche tun wollen, was aber nur von einem getan werden kann; auf die gleichen Ressourcen zugreifen, die aber nur von einem genutzt werden können etc.; vgl. Boulding, 1962; Zuschlag & Thielke, 1992). Zu einem Konflikt kommt es, wenn alle Beteiligten sich dem Konflikt stellen und ihn aushandeln: Dies führt meist zu Spannungen, Auseinandersetzungen, interaktionellen Problemen, da eine Lösung nur darin bestehen kann, dass einer zurücksteckt oder darin, dass ein Kompromiss gefunden werden muss. Die Situation kann jedoch nicht für alle Beteiligten optimal enden. Psychologisch gesehen ist eine Konfliktsituation eine aversive Situation: Man muss Spannungen aushalten, Auseinandersetzungen führen, eventuell sich streiten, andere verprellen usw.

Personen gehen hochgradig unterschiedlich mit Konflikten um. Manche Personen sind konflikt-suchend: Sie gehen leicht und schnell in Konflikte, sie neigen dazu, anderen „die Meinung zu sagen" und scheuen sich auch nicht davor, anderen negatives Feedback zu geben. Sie drücken auch offen ihren Ärger aus und machen anderen deutlich, dass sie unzufrieden sind.

Andere Personen sind dagegen konflikt-vermeidend: Sie glauben, dass Konflikte Beziehungen (stark) belasten; dass sie Beziehungen (massiv) verschlechtern können oder sie glauben, dass sie „in Konflikten den Kürzeren ziehen" könnten und dass Konflikte (massiv) eskalieren und dass das ihre Position noch (massiv) verschlechtern könnte. Sie haben oft ein Schema der Art „wenn ich mich wehre, wird alles schlimmer". Daher

- versuchen sie, Konflikte schon im Vorfeld zu vermeiden oder zu entschärfen;
- versuchen sie, schnell einzulenken oder Kompromisse zu finden;
- oder sie lassen sich vom anderen „über den Tisch ziehen" oder geben klein bei.

Die Gründe für eine solche Konfliktvermeidung können vielfältig sein:

- Die Person hat eine hohe soziale Ängstlichkeit oder hohe Selbstunsicherheit.
- Die Person hat Angst davor, Beziehungen einzubüßen oder zu verlieren.
- Die Person hat Angst vor Abwertung oder Ablehnung.
- Die Person hat ein sogenanntes „pawn-Schema" der Art: „Wenn ich mich wehre, wird alles schlimmer", und „dann bin ich der Situation nicht mehr gewachsen".

Konfliktvermeidung erzeugt für die Person hohe *Kosten:*

- Die Person kann anderen keine negative Rückmeldung geben, deutlich machen, was ihr nicht gefällt oder was sie stört.
- Die Person kann Ärger nicht kommunizieren und so nicht deutlich machen, wo sie dringend etwas ändern will.
- Die Person ist in ihrer Durchsetzungsfähigkeit beeinträchtigt.

3.3.2 Woran erkennt man eine hohe Konfliktvermeidung beim Klienten?

Eine hohe Konfliktvermeidung bei einem Klienten erkennt man daran,

- dass der Klient es vermeidet, eigene Meinungen, Bedürfnisse, Wünsche, Ideen etc. in eine Interaktion einzubringen, wenn er annimmt, dass daraus ein Konflikt entstehen könnte: wenn andere anderer Meinung sein könnten und wenn daraus eine Auseinandersetzung entstehen könnte,
- dass der Klient immer dann, wenn er Konflikte oder Auseinandersetzungen antizipiert, dazu tendiert, eigene Bedürfnisse, Wünsche, Unzufriedenheiten, Kritiken etc. zurückzustellen, nicht ernst zu nehmen, selbst zu ignorieren etc.,
- dass der Klient vor Konflikten oder Auseinandersetzungen Angst hat,
- dass der Klient befürchtet, dass eine Auseinandersetzung „aus dem Ruder läuft", wenn er sie eingeht, und dass er die Situation gar nicht mehr handhaben kann,
- dass ein Klient Konflikte und Auseinandersetzungen nicht aushalten kann: wenn er Ängste hat, ein „schlechtes Gewissen", sich unwohl fühlt o. ä.,

- dass der Klient dazu neigt, nach Konflikten oder Auseinandersetzungen nachzugeben, einzulenken, Kompromisse zu seinen Ungunsten zu machen.

3.4 Schlechte Abgrenzung

3.4.1 Das Konzept

„Abgrenzung“ bedeutet, dass man einer anderen Person „Grenzen setzt“, also ihr deutlich macht: „Bis hier hin und nicht weiter.“ Abgrenzung spielt daher immer dann (und nur dann) eine Rolle,

- wenn andere einem „zu nahe kommen“, Körpergrenzen oder Grenzen (wichtiger) Territorien überschreiten;
- wenn andere etwas von einem wollen, was man selbst nicht will: einen Gefallen einfordern, einen zu Handlungen veranlassen, die man nicht will, Zeit beanspruchen, die man nicht aufwenden will etc.

Es gibt nun Personen, die sich gut abgrenzen können: Sie können „nein“ sagen, sie tun *nicht*, was erwartet oder verlangt wird, sie lassen sich nicht ausnutzen etc.

Diese Personen

- wissen meist gut, was sie wollen und nicht wollen;
- haben eine klare Definition ihrer Person und ihrer Grenzen;
- haben keine Angst davor, andere zu verprellen oder zu verärgern;
- haben meist gute soziale Kompetenzen, um sich angemessen abzugrenzen.

Es gibt jedoch auch Personen, die sich schlecht abgrenzen können: Diese können schlecht „nein“ sagen, sie folgen einer Bitte, selbst wenn sie es eigentlich gar nicht wollen; sie lassen sich von Kollegen „Arbeit aufhalsen“, lassen sich von anderen einspannen und ausbeuten.

Wenn sie es eilig haben, lassen sie sich dennoch vom Nachbarn in ein Gespräch verwickeln etc.

Schlechte Abgrenzung hat für eine Person hohe Kosten:

- Die Person tut häufig Dinge, die sie nicht tun will, verschwendet Energie, Zeit für Dinge, die ihr nichts einbringen.
- Die Person ist hochgradig ausnutzbar: Sie lässt sich Arbeit aufhalsen, übernimmt Aufgaben und Ämter; sie ist damit schlecht geschützt gegen Personen mit hohen Manipulationstendenzen.

3.4.2 Woran erkennt man eine schlechte Abgrenzung des Klienten?

Eine schlechte Abgrenzung eines Klienten erkennt man daran,

- dass ein Klient nicht „nein“ sagen kann, wenn er „eigentlich“ nein sagen möchte (oder sollte),
- dass ein Klient keine Grenzen markieren kann und sie nicht schützen kann: anderen nicht sagen kann, dass er Arbeit für sie nicht übernimmt, dass er jetzt keine Zeit hat, dass er sich bestimmte Dinge jetzt nicht anhören will, dass er sich jetzt nicht mit anderen treffen will, dass er eine Einladung nicht annehmen will etc.,
- dass ein Klient die Annahme hat „wenn ich mich wehre, wird alles schlimmer“,
- dass ein Klient denkt/glaubt, dass Abgrenzung dazu führen kann, dass andere noch mehr Druck ausüben, noch stärker auf ihn einwirken und dass er dem irgendwann nicht mehr standhalten kann,
- dass der Klient Angst hat, dass eine Abgrenzung zu negativen sozialen Konsequenzen führen könnte: Ablehnung, Abwertung, Ausgrenzung, Ärger etc.

3.5 Niedrige Autonomie

3.5.1 Das Konzept

Deci und Ryan (Deci, 1975, 1980; Deci & Ryan, 1980a, 1980b, 1982, 1985a, 1985b, 2000) bezeichnen „Autonomie“ als eines der drei grundlegenden psychologischen Bedürfnisse (neben Kompetenz und Zugehörigkeit): *Es ist das Bedürfnis, selbstbestimmt zu handeln und sich als selbstbestimmt zu erleben.*

Mit Autonomie geht die Entwicklung intrinsischer Motivation einher (Deci, 1975; Deci & Ryan, 1980, 1985a, 1985b); eine hohe Autonomie ermöglicht es Personen, eine optimale Balance zu bestimmen zwischen Anforderungen durch die Umwelt und der Selbstbestimmung durch eigene Motive (Deci & Ryan, 2000). Hohe Selbstbestimmung geht einher mit dem Gefühl hoher persönlicher Verursachung, hoher internaler Kontrolle, zu besserer Motivbefriedigung, besserer Gesundheit und höherem persönlichen Wohlbefinden (Baard et al., 2000; Deci & Ryan, 2000; Ilardi et al., 1993; Reis et al., 2000; Sheldon et al., 1996). Starke Kontrolle durch Eltern, Schule etc. schränken die Autonomie einer Person ein, sodass sie ihre Selbstbestimmung wenig entwickeln (Rohlfs, 2011).

Aber auch starke Orientierung von Eltern an Leistung, Erfolg, Normen, Kontrolle (und geringe Förderung eigener Autonomie) beeinträchtigt Selbstbestimmung und damit interne Kontrolle (Kasser et al., 1995; Williams et al., 2000). Durch solche Einflüsse kann (zumindest das explizite) Autonomie-Streben einer Person stark beeinträchtigt werden.

In der Klärungsorientierten Psychotherapie wird Autonomie als eines der Beziehungsmotive aufgefasst (Langens, 2009; Sachse, 1999, 2003, 2004).

Autonomie bedeutet, dass eine Person bestimmte Lebensbereiche definiert, in denen sie eigene Entscheidungen treffen und realisieren will; Bereiche, in denen sie *nicht* will, dass sie determiniert, bevormundet und kontrolliert wird. Sie will entscheiden, was sie tut oder nicht tut und sie will, dass diese „Entscheidungsbefugnis" von anderen respektiert wird.

Zum Beispiel will sie entscheiden,

- was sie anzieht, wie sie sich wann kleidet;
- wen sie als Freund aussucht;
- wie sie bestimmte Abschnitte ihrer Zeit verbringt (und mit wem);
- wie sie ihr Zimmer gestaltet;
- was sie essen will oder nicht etc.

Personen unterscheiden sich stark im Ausmaß ihrer Autonomie: Manche Personen weisen ein stark ausgeprägtes Autonomie-Motiv auf: Sie definieren dann viele Bereiche als „persönliche Domänen", d.h. als „ihre" Bereiche und wollen in gar keiner Weise eingeschränkt, bevormundet oder kontrolliert werden.

Diese Personen reagieren dann in aller Regel auf Kontrolle oder Bevormundung mit starkem Ärger und mit *Reaktanz* (Brehm, 1966): Sie neigen dann dazu, sich massiv gegen die Kontrolle zu wehren und Anweisungen „extra nicht" auszuführen. Vielmehr überlassen sie oft Partnern gerne (wichtige) Entscheidungen und wollen „geführt" werden; sie denken, dass Partner das besser können und fühlen sich oft von Entscheidungen überfordert.

3.5.2 Woran erkennt man bei einem Klienten eine niedrige Autonomie?

Eine niedrige Autonomie erkennt man bei einem Klienten daran, dass dieser

- es akzeptiert, wenn andere ihm Vorschriften machen,
- es akzeptiert, wenn andere ihm sagen, was er tun oder lassen soll, wie er handeln soll, wie er sein soll etc.,
- es akzeptiert, wenn andere ihn bevormunden, über seine Zeit bestimmen, über wichtige Lebensentscheidungen mitbestimmen,
- kein Bedürfnis danach zeigt, sein Leben oder eigene Lebensbereiche selbst zu bestimmen,
- kein Bedürfnis zeigt, über seine Zeit, seine Handlungen, seine Entscheidungen selbst zu bestimmen,

- aufgrund von Einmischungen, Bevormundungen, Fremdbestimmungen etc. nicht mit Reaktanz reagiert und nicht ärgerlich wird.

3.6 Alienation

3.6.1 Das Konzept

Alienation ist ein von Kuhl geprägter Begriff (Baumann & Kuhl, 2003; Baumann et al., 2003; Beckmann, 1997; Kuhl, 1995; Kuhl & Beckmann, 1994a; Kuhl & Kaschel, 2004; Kuhl & Kazen, 1994). Alienation bedeutet „Entfremdung": Gemeint ist damit die Entfremdung einer Person von ihren eigenen Motiven, Bedürfnissen, Zielen, ihrer „Präferenz-Struktur".

Nach Kuhl unterscheiden sich Personen stark darin, wie gut ihr Zugang zu ihrem eigenen Bedürfnis- oder Motiv-System ist. Es gibt Personen, die einen guten Zugang zum eigenen Motiv-System aufweisen und die demzufolge auch über eine gute bewusste Repräsentation ihrer Wünsche und Bedürfnisse verfügen: Sie wissen, was sie wollen oder nicht wollen, was sie brauchen oder nicht brauchen, was sie wünschen, was ihnen wichtig ist, was sie anstreben und was sie vermeiden möchten. Sie können sich demzufolge nach *eigenen internalen Standards* richten, ihr Handeln und ihre Entscheidungen auf ihr eigenes Wertesystem beziehen und ihre Wünsche und Bedürfnisse in ihrem Handeln realisieren. Sie sind damit *selbstregulativ:* Ihr Handeln und ihre Bedürfnisse stehen im Einklang, sind kongruent, sie orientieren sich nach eigenen, internalen Standards. Sie wissen selbst sehr genau, was sie wollen, wofür sie sich entscheiden sollen, was sie anstreben usw. Sie sind an sich selbst orientiert und „im Einklang mit sich selbst".

Dagegen gibt es Personen, die einen schlechten Zugang zu ihrem eigenen Bedürfnis- und Motiv-System haben: Sie sind von diesem System entfremdet (= Alienation). Sie weisen keine oder nur eine sehr lückenhafte Repräsentation eigener Wünsche und Bedürfnisse auf; die Folge davon ist, dass sie nicht *wissen*, was sie wollen oder nicht wollen; dass sie nicht wissen, was ihnen guttut oder nicht; dass sie nicht wissen, welche Ziele sie verfolgen sollen u. Ä. Sie weisen damit auch *keine* internalen, eigenen Standards auf, an denen sie sich orientieren können. Dadurch ist auch ihre Fähigkeit, sich zu entscheiden, beeinträchtigt. Sie stehen auch in der Gefahr, an ihren Bedürfnissen und Motiven vorbeizuleben, weil sie ja gar nicht wissen, welches ihre Bedürfnisse sind und sich gar nicht nach internen Standards richten können. Diese Personen weisen damit *keine* Grundlage für eine funktionierende Selbstregulation auf: Sie können sich nicht nach eigenen Werten orientieren, sie können so etwas wie eine Kongruenz innerhalb ihres psychischen Systems gar nicht herstellen (Sachse, 1995b, 1995c).

Damit sind diese Personen in doppelter Weise beeinträchtigt: sie können weder *aktuell* klären, was eigene wichtige Motive sind, noch können sie Wissen darüber im Gedächtnis „abfragen". Sie haben damit nur unzureichend Kenntnis über ihr eigenes Motiv-System: Damit sind sie aber *von einer wesentlichen internen Informationsquelle abgeschnitten.* Wenn man aber annimmt, dass z.B. für längerfristige Handlungsplanungen, für Entscheidungen, für das Abwägen von Alternativen (d.h., für Prozesse vor Überschreiten des Rubicon, vgl. Heckhausen & Kuhl, 1985; Heckhausen et al., 1987) der Zugang zum eigenen Motiv-System bzw. zu dessen Repräsentationen wesentlich ist, dann sollte bei diesen Personen die Handlungssteuerung beeinträchtigt sein. Die Gefahr, Entscheidungen zu treffen, Pläne zu machen und zu verfolgen usw., die mit dem eigenen Motiv-System gar nicht kompatibel sind, diesem sogar widersprechen, ist groß. Gerade für relativ schnelle Entscheidungen, Abwägungen usw. ist es unfunktional und z. T. völlig unmöglich, aktuell in eine Klärung der eigenen Motive einzusteigen. Hier ist es nötig, auf eine valide Repräsentation des eigenen Motiv-Systems zurückgreifen zu können. Eine Repräsentation ist als schnell verfügbare Entscheidungsgrundlage sehr wesentlich. Ohne eine solche Grundlage (und ohne die Möglichkeit eines aktuellen Zugangs zum Motiv-System) ist eine Selbstregulationsstörung schon vorprogrammiert.

Kuhl (1994) nimmt an und konnte empirisch zeigen, dass Personen mit mangelndem Zugang zum eigenen Motiv-System einen *„Verwechselungseffekt"* aufweisen: Sie können nicht mehr unterscheiden, ob eine Intention, die sie verfolgen, selbstinitiiert ist oder ob sie von außen auferlegt wurde. Eine Person mit mangelndem Motiv-Zugang und mangelnder Repräsentation kann damit nicht mehr entscheiden, ob eine verfolgte Handlung selbst-initiiert ist oder fremd-initiiert, also ob sie auf dem eigenen Motiv-System beruht oder auf der Übernahme fremder Aufträge, Normen usw. Personen mit hoher Alienation halten deshalb Aufträge, die sie von anderen bekommen haben, nach einiger Zeit für selbst-gewählte Absichten und sie halten Normen, die sie von außen übernommen haben, für eigene Motive. Sie können somit nicht mehr selbst klären, ob sie eigenen Motiven folgen oder nicht.

3.6.2 Aktueller Zugang zum Motiv-System

Motive und Bedürfnisse machen sich für eine Person in bestimmten *Indikatoren* bemerkbar: Diese Indikatoren zeigen der Person an, was in einer Situation für sie gut ist, weil die Situation ein bestimmtes Bedürfnis der Person befriedigt. Oder sie zeigen an, dass eine bestimmte, an die Person gestellte Anforderung für die Person nicht gut ist, weil ihre Verfolgung den Zielen der Person zuwiderläuft. Die Kompatibilität einer Situation oder einer Entscheidung mit dem Motiv-System wird durch eine bestimmte *Empfindung* angezeigt, einen „felt sense", der signalisiert, dass die Situation ok ist oder dass die Entscheidung gut ist. Genauso wird die Inkompatibilität durch ein Störgefühl angezeigt. Diese Empfindungen sind das *affektive Informationssystem*, es sind die *Indikatoren*, an denen man ablesen kann, was die Motive oder Bedürfnisse zu aktuellen Zuständen oder zu antizipierten Zuständen „zu sagen" haben. Und dieses affektive Informationssystem ist für eine effektive Selbstregulation einer Person von entscheidender Bedeutung (Kuhl, 1983a, 1983b, 1983c, 1988, 1992, 2000, 2001).

Um die Informationen des affektiven Verarbeitungssystems ernstnehmen und berücksichtigen zu können, muss ein Organismus die relevanten Indikatoren überhaupt *wahrnehmen:* Er muss sie beachten, seine Aufmerksamkeit darauf richten, ihnen Beachtung schenken. Und er muss die Indikatoren für *relevant* halten, er muss erkennen und anerkennen, dass sie relevante Informationsquellen sind, die man nicht ignorieren sollte. Und er muss die Indikatoren *richtig interpretieren:* Die Indikatoren des affektiven Verarbeitungssystems sind oft nicht ganz klar, enthalten Informationen indirekt, implizit, verschlüsselt. Sie müssen daher richtig interpretiert werden, damit sie auch richtig berücksichtigt werden können.

3.6.3 Mangelnde Repräsentation

Mangelnde Repräsentation der Indikatoren des affektiven Verarbeitungssystems kann dadurch zustande kommen, dass man den Indikatoren keine Aufmerksamkeit schenkt, z. B. weil man davon ausgeht, dass sie nicht relevant sind oder dass sie nur stören oder aber, indem man glaubt, dass sie potentiell gefährlich und bedrohlich sind. Das Abziehen der Aufmerksamkeit von affektiven Indikatoren beeinträchtigt die Repräsentation von *solchen* Indikatoren praktisch vollständig, die auch noch unscheinbar und diffus sind: Um *solche* Indikatoren überhaupt nur zu bemerken, muss man sie beachten, man muss ihnen Aufmerksamkeit schenken und zwar umso mehr, je unscheinbarer und diffuser sie sind. Beachtet man sie nicht, dann geht die Information vollständig unter.

Da die Person die relevante Information nun nicht mehr wahrnimmt, trainiert sie nun auch nicht mehr, die Bedeutung der Indikatoren zu verstehen; damit verlernt sie es dann im Laufe der Zeit auch, Indikatoren richtig zu interpretieren. Und das hat oft zur Folge, dass die Person dann von *den* Indikatoren, die sie dann ab und zu dennoch wahrnimmt, verunsichert und verwirrt wird, was dann wiederum ihre Überzeugung verstärkt, die „Empfindungen" seien störend und sollten besser völlig ignoriert werden!

Das Ignorieren der Indikatoren und das Abziehen der Aufmerksamkeit davon muss zu Beginn wahrscheinlich intentional erfolgen; je länger man es trainiert, desto automatisierter wird es jedoch funktionieren. Irgendwann wird die Person gar nicht mehr bewerten, dass sie Indikatoren systematisch vermeidet, sie wird und kann dann gar nicht mehr wissen, dass sie sich selbst von hoch relevanter Information abschneidet, sie kann gar nicht mehr wissen, dass sie ein Alienations-Problem hat.

3.6.4 Woran erkennt man Alienation bei einem Klienten?

Ein hohes Ausmaß an Alienation erkennt man daran, dass der Klient erkennen lässt,

- dass er nicht weiß, was er wirklich möchte,
- dass er nicht weiß, was ihm guttut,
- dass er nicht weiß, was ihn wirklich zufrieden machen würde,
- dass er nicht weiß, was er (eigentlich) nicht möchte,
- dass er nicht weiß, was ihn beeinträchtigt, behindert etc., was er also vermeiden sollte,
- dass er nicht weiß, was ihn unzufrieden macht,
- dass er nicht weiß, wie er sich aktuell fühlt oder wie es ihm geht,
- dass es ihm schlecht oder gut geht, er aber nicht weiß, warum,
- dass ihn etwas stört, belastet etc., er aber den Grund dafür nicht kennt,
- dass er sich nicht entscheiden kann, weil er nicht weiß, wofür er sich entscheiden soll,
- dass er keine konkreten Ziele angeben kann,
- dass er keine Präferenzen angeben kann: Er weiß nicht, welche Alternativen er bevorzugt.

Er hat auch einen schlechten Zugang dazu, wozu er intrinsisch motiviert ist, er weiß also z.B. nicht, welche Aspekte der Arbeit ihm Spaß machen und welche nicht.

Immer, wenn er sich fragt:

- Was will ich?
- Was möchte ich?
- Was tut mir gut?
- Was will ich nicht?
- Was möchte ich nicht?
- Was tut mir nicht gut?
- Wofür soll ich mich entscheiden?
- Warum geht es mir so, wie es mir geht?

wird er keine klare Antwort finden.

3.7 Ignorierung von Belastungsgrenzen

3.7.1 Das Konzept

Im sogenannten „transaktionalen Stressmodell“ von Lazarus und Folkman (1984) wird angenommen, dass „Stress“ (als eine Überlastung einer Person) zustande kommt, wenn die Anforderungen einer Situation höher werden als die Ressourcen (Lazarus, 1991): Personen weisen ein begrenztes Maß an Ressourcen, kognitiven Fähigkeiten, emotionaler Belastbarkeit, Anstrengungsbereitschaft etc. auf; beanspruchen situative Anforderungen diese Ressourcen zu stark, entsteht eine Überforderung, die sich negativ auf das körperliche und psychische Befinden auswirken (Hancock & Desmond, 2001). Langfristige Überlastungen erhöhen das Risiko für Burnout (Burisch, 2002; Kokkinos, 2007; Nil et al., 2010; Richter & Hacker, 2008) sowie körperliche und psychosomatische Erkrankungen (Beutel, 2012; Fries et al., 2012; Schubert et al., 2012).

Um selbstregulativ sein zu können, müssen Personen ihre Belastungsgrenzen erkennen und damit beachten können: Sie müssen erkennen können, wann sie erschöpft sind, müde sind, sich beansprucht oder überbeansprucht fühlen.

Manche Personen bemerken sehr gut und sehr schnell, dass sie müde oder erschöpft sind, dass sie angestrengt sind oder „die Nase voll haben“: Und sie tun dann meist auch effektiv etwas dagegen: Sie machen Pausen, erholen sich, „treten kürzer“ etc. Die Person nimmt die Belastung damit sowohl wahr, als auch *ernst:* Sie registriert sie, sie zieht aber auch Konsequenzen daraus.

Es gibt aber auch Personen, die Belastungen oder Überlastungen ignorieren: Und dies kann zwei Aspekte haben:

- Sie nehmen die Belastungen oder Überlastungen nicht wahr, weil sie nicht darauf achten oder ihre Aufmerksamkeit systematisch davon abziehen. Oder:
- Sie nehmen Belastungen oder Überlastungen nicht ernst: Sie halten sie für irrelevant, für Anzeichen von Schwäche, auf die man nicht reagieren sollte o. ä.

Also ignorieren die Personen entweder die Belastungsindikatoren selbst (z. B. körperliche Anzeichen von Schwäche, Müdigkeit, Überdruss, Erschöpfung, Krankheit etc.), oder sie ignorieren deren Relevanz (also ihre Bedeutung als Zeichen von „es ist genug, Pausen sind nötig, Erholung ist angesagt“ etc.).

Die Kosten eines solchen Handelns sind signifikant:

- Die Person überlastet ihren Körper ständig.
- Die Person bringt den Körper an die Grenzen, an denen der Körper faktisch geschädigt wird.
- Die Person bringt sich auch psychisch in einen Zustand von „burnout“.

3.7.2 Woran merkt man bei Klienten, dass sie Belastungsgrenzen ignorieren?

Eine Ignorierung von Belastungsgrenzen durch Klienten erkennt man daran, dass der Klient

- erschöpft ist, aber keine Pause macht bzw. dies nicht einmal in Erwägung zieht,
- krank ist, aber trotzdem weiterarbeitet,
- „eigentlich" keine Lust hat, eine Aufgabe zu machen, sie aber dennoch erledigt,
- deutliche Abscheu vor einer Handlung verspürt, sie aber trotzdem ausführt,
- weiß, dass er „eigentlich urlaubsreif" ist, aber keinen Urlaub macht,
- die Einstellung hat, dass sein Körper so zuverlässig zu funktionieren hat, wie ein Uhrwerk,
- die Einstellung hat, dass man sich von „Wehwehchen, Schwächen, Unpässlichkeiten" nicht unterkriegen lassen darf,
- Belastungen systematisch als „normal", „unvermeidbar", „nicht so schlimm", „erträglich" fehldeutet, also die Kosten von Belastungen systematisch „schönrechnet",
- dazu neigt, *in* einer Situation Belastungen oder Folgen von Belastungen gar nicht zu bemerken, sie erst *nachher* wahrzunehmen.

3.8 Weitere Charakteristika von Klienten mit psychosomatischer Verarbeitungsstruktur

Die sechs ausgeführten Merkmale sollen als der *„Kern"* der psychosomatischen Verarbeitungsstruktur angesehen werden: Es sind die Merkmale, nach denen hier eine PVS definiert wird und nach denen (s. u.) eine solche Struktur diagnostiziert werden soll.

Aus theoretischen Überlegungen und empirischen Ergebnissen kann man aber sehr wohl ableiten, dass mit einer PVS noch andere psychologische Aspekte eng verbunden sein sollten; diese sollen hier beschrieben werden.

3.8.1 Vermeidung

Klienten mit PVS sollten ein sehr hohes Ausmaß an Vermeidung aufweisen: Sie sollten aufgrund ihrer geringen Selbsteffizienz (s. o.), ihrer geringen Selbstakzeptierung (s. u.), ihrer mangelnden Durchsetzung etc. sich kaum in der Lage fühlen, Probleme effektiv zu bewältigen. Andererseits werden sie aber immer wieder mit Problemen konfrontiert. Aus dieser Situation gibt es, gemäß der Theorie der objektiven Selbstaufmerksamkeit, nun einen psychologischen Ausweg: Man vermeidet systematisch die Auseinandersetzung/Wahrnehmung/Analyse etc. mit allen möglichen Problemaspekten (vgl. Boldero & Francis, 2002; Buss, 1980; Carver, 1979; Carver et al., 1979; Carver & Scheier, 1981, 1985a, 1985b; Merz, 1984; Scheier, 1980; Scheier & Carver, 1983; Scheier et al., 1978, 1979; Pleiger, 1996; Rudolph, 1989; Wiegert, 1995)! Dies sollte das allgemeine Stressniveau der Klienten stark steigern.

Aufgrund anderer Variablen wie z. B. der Konfliktscheu etc., sehen die Klienten jedoch *sehr viele* aktuelle Problemaspekte als nicht lösbar an, was zu *sehr allgemeinen Vermeidungstendenzen* führen sollte (Atrops & Sachse, 1994). Dabei bezieht sich Vermeidung auf verschiedene Bereiche:

- Die Klienten vermeiden eine Konfrontation mit allen Problemaspekten, die sie als nicht unmittelbar lösbar erachten: Dies führt kurzfristig zu einer psychischen Entlastung, hat aber langfristig zur Folge, dass die Personen Probleme nicht mehr wahrnehmen, analysieren und lösen können.
- Die Klienten vermeiden es, sich mit körperlichen Reaktionen auseinanderzusetzen, da sie solche für bedrohlich und prinzipiell für nicht kontrollierbar halten. Sie ziehen daher ihre Aufmerksamkeit systematisch von allem, vor allem von als unangenehm wahrgenommen Körperprozessen ab (Deges, 1998; Krawinkel, 1989; Muß, 1993; Ries, 1993; Sachse, 1994b).

Dies verstärkt sowohl die Alienation als auch die Ignorierung von Belastungsgrenzen bzw. hält diese Prozesse aufrecht: Die Klienten vermeiden auch im Psychotherapieprozess sehr stark eine Konfrontation mit belastenden, unangenehmen, selbstwertbedrohlichen oder allgemein aversiven Aspekten.

Damit vermeiden die Klienten es, relevante Themen anzusprechen, zu vertiefen oder zu klären. Sie vermeiden es, konkrete Informationen zu geben, bei einem Thema zu bleiben oder zu internalisieren (Diedrich, 1989; Dikomey, 1994; Fuß, 1995; Jansen, 1995; Lagoudis, 1997; Sachse, 1991a, 1991b, 1993a, 1994a, 1995a, 1995b, 1995c, 1997a, 1997b, 1998; Sachse & Atrops, 1991; Sachse & Rudolph, 1992a, 1992b; Scotland, 1995).

Dieses Verhalten realisieren die Klienten von der ersten Sekunde des Therapieprozesses an: Und damit wird diese Vermeidung auch zu dem zentralen Problem im Therapieprozess! Denn solange die Klienten in einem derart extremen Ausmaß vermeiden, gelingt dem Therapeuten kaum eine Problemdefinition, sind relevante Schemata nicht klärbar etc.: Therapeutische Arbeit wird dadurch nahezu unmöglich.

Aus diesem Grunde ist die therapeutische Bearbeitung der Vermeidung auch das erste und vorrangigste Problem in der Psychotherapie bei Klienten mit PVS!

3.8.2 Hohe Lageorientierung

Die Klienten sind (trotz und z. T. sogar *wegen* ihrer Vermeidung) im Alltag ständig mit Problemaspekten konfrontiert: Sie stellen sich den relevanten Aspekten jedoch nicht, klären die Probleme nicht und können damit auch keine effektive Lösung erarbeiten. Dennoch „gehen die Probleme nicht weg" (auch schon deshalb, *weil* sie nicht effektiv gelöst werden!).

Da die Person ständig damit konfrontiert wird, denkt sie auch ständig darüber nach, jedoch nicht in einer handlungsorientierten, sondern in einer hochgradig lageorientierten Weise (Aschke, 1995; Di Bari, 1994; Kukorus, 1995; Kuhl, 1985, 1992, 1994, 1996, 1998, 2000, 2001; Kuhl & Beckmann, 1994b).

Dabei denkt die Person nicht über die Ursachen der Probleme nach, sondern darüber, was sie noch tun kann, aufgrund ihrer hohen Erwartungsorientierung auch darüber, wie sie es anderen Personen noch stärker recht machen kann.

Dies führt zu einem interessanten Phänomen: Die Perspektive der Lageorientierung bei Klienten mit PVS ist *external,* nicht internal: Die Klienten *denken eben gerade nicht darüber nach, was sie falsch machen* (genau das vermeiden sie ja!), sondern was andere besser machen könnten („mitfühlender sein") oder, was sie besser mit anderen machen könnten.

Diese externale Perspektive der Lageorientierung hat zur Folge, dass die Klienten sich *nicht* in eine depressive Spirale hineindrehen: Anders als die Lageorientierung Depressiver bezieht sich das Denken *nicht* auf internal-stabile Faktoren! Daher sollte das Depressionsniveau von Klienten mit PVS eher gering ausgeprägt sein.

3.8.3 Mangelnde Selbstakzeptierung

Die Person hat von sich selbst, ihren Fähigkeiten, ihrem Selbstwert, ihrer Position bei anderen keine hohe Meinung: Sie schätzt sich selbst ungünstig ein und sie nimmt an, auch von anderen ungünstig eingeschätzt zu werden (Baumeister, 1993, 1999a, 1999b; Baumeister et al., 1996; Campbell, 1990; Sorembe & Westhoff, 1985; Trzesniewski et al., 2003).

3.8.4 Geringe Selbst-Effizienzerwartung

Die Person glaubt von sich selbst, dass sie in der Realität wenig bewegen und bewirken kann; sie glaubt, dass sie wenig relevante Fähigkeiten hat, etwas zu bewirken und/oder, dass sie andere nicht dazu bewegen kann, etwas zu tun oder zu verändern (Bandura, 1980, 1982, 1997, 2001; Bandura & Adams, 1977; Bandura et al., 1977, 1980; Schwarzer & Jerusalem, 1999).

3.8.5 Externale Kontrollüberzeugungen

Die Person glaubt, dass sie wenig internale Kontrolle hat und dass sie stark von anderen und von externalen Faktoren kontrolliert wird (Krampen, 1981, 1987; Levenson, 1972, 1973; Schwarzer, 2000; Schwarzer & Jerusalem, 1989).

3.8.6 Interaktionelle Spiele

Wie schon ausgeführt wurde, führt die Pawn-Struktur der Klienten mit PVS in hohem Maße dazu, dass Klienten sich von Interaktionspartnern *manipulieren lassen*: Sie wissen nicht, was sie wollen, können sich nicht durchsetzen und sind erwartungsorientiert.

Dies führt zu der Annahme, dass Klienten mit PVS im Therapieprozess, vor allem zu Therapiebeginn, nur ein äußerst geringes Ausmaß interaktioneller Spiele und manipulativer Verhaltensweisen realisieren sollten (vgl. Sachse, 2007, 2013a, 2014; Sachse, Sachse & Fasbender, 2010; Tedeschi & Norman, 1985; Tedeschi & Riess, 1981; Tedeschi et al., 1973, 1985).

Kapitel 4 Das Ratingsystem zur Erfassung der psychosomatischen Verarbeitungsstruktur

4.1 Ziel eines Ratings

Im Rahmen der Entwicklung eines „Persönlichkeits-Störungs-Rating-Systems" wurde ein erster Ansatz geschaffen, auch die psychosomatische Verarbeitungsstruktur einzuschätzen. Dies sollte dazu dienen, eine weitere psychische Störung, die *keine* Persönlichkeitsstörung ist, zu erfassen, um auf diese Weise eine Vergleichsgruppe schaffen zu können. Diese Form enthält bereits die Variablen

- Alienation
- Erwartungsorientierung
- mangelnde Abgrenzung
- Konfliktscheu
- niedrige Autonomie und
- Ignorierung eigener Belastungsgrenzen.

Darüber hinaus wurden jedoch noch mit Hilfe der BIBS Images und Appelle sowie niedrige Selbsteffizienzerwartung eingeschätzt (vgl. Kramer & Sachse, 2010; Sachse & Kramer, 2015a, 2015b, 2015c; Schirm, Kramer & Sachse, 2015a, 2015b). Aufgrund der hier ausgeführten Überlegungen soll die PVS jedoch auf die sechs „Kernbereiche" beschränkt werden, sodass weitere Variablen zur Validierung (s.u.) und zur weiteren Erforschung des Konzeptes genutzt werden können.

4.2 Warum ein Rating-System?

Sachse und Kiszkenow-Bäker (2017) haben ausgeführt, wann und warum es diagnostisch vorteilhaft ist, keinen Fragebogen und kein Interview zur Diagnostik einzusetzen, sondern ein Rating-System. Sie heben hervor, dass diagnostische Verfahren, in denen Klienten Fragen nach repräsentierter, unangenehmer Information gestellt werden, nur unter bestimmten Bedingungen zu validen

Antworten führen werden. Folgende Punkte müssen daher unbedingt beachtet werden:

1. Die Klienten müssen zunächst überhaupt über eine valide Repräsentation *der* Informationen verfügen, die jeweils erfragt werden. Ist dies nicht der Fall, kann das Verfahren nicht valide sein! Und immer dann, wenn Klienten es (stark) vermeiden, sich selbst mit bestimmten Inhalten zu konfrontieren oder bestimmte Aspekte systematisch aus ihrer Aufmerksamkeit ausblenden, können sie *nicht* über eine solche Repräsentation verfügen! Also: Jede Art von Verwendung führt dazu, dass die so erhobenen Daten unvalide werden!
2. Immer dann, wenn Klienten sich durch die Gabe von Information bedroht fühlen, wenn sie annehmen, eine gegebene Information könne zu Abwertung, Kritik, Ablehnung führen oder sonst in irgendeiner Weise gegen den Klienten verwendet werden, werden Klienten entweder keine Information geben, Information verzerren, verändern oder „erfinden". Also: Mangelndes Vertrauen wird die Validität solcher Erhebungen beeinträchtigen!
3. Wenn Klienten eine (starke) Tendenz dazu haben, sich in bestimmter Weise darzustellen und wollen, dass Interaktionspartner ein bestimmtes Bild entwickeln, dann geben sie Informationen, die *nichts* mit ihnen zu tun haben. Also: Manipulative Tendenzen beeinträchtigen die Validität solcher Erhebungsmethoden in hohem Maße!

Da wir festgestellt haben, dass Klienten mit PVS ein *extrem* hohes Vermeidungsniveau aufweisen, ist nur sehr begrenzt damit zu rechnen, dass sie selbst über die hier relevanten psychologischen Aspekte selbst Auskunft geben können. Daher eignet sich (gerade zu Therapiebeginn) ein Ratingsystem zur Erfassung der psychologischen Aspekte am besten.

4.3 Die Einschätzungen

An dieser Stelle werden nochmals die zentralen Variablen der psychosomatischen Verarbeitungsstruktur kompakt dargestellt. Ergänzende Ausführungen finden sich in Kapitel 3.

4.3.1 Erwartungsorientierung (EO)

Erwartungsorientierung (EO) bedeutet, dass eine Person

- versucht herauszufinden oder Hypothesen darüber zu bilden, was ein jeweiliger Interaktionspartner (IP) von ihr erwartet,
- und sich darum bemüht, diese Erwartungen möglichst genau oder umfänglich zu erfüllen.

Tut die Person das nicht, entwickelt sie ein „schlechtes Gewissen" oder Befürchtungen, vom IP abgelehnt, abgewertet, ausgegrenzt o. ä. zu werden.

Ein Rater erkennt Erwartungsorientierung daran, dass ein Klient von Situationen, Handlungen oder Kognitionen berichtet, die auf folgende Aspekte schließen lassen:

- Es ist einer Person wichtig, aktuell zu wissen, was ein jeweiliger Interaktionspartner von ihr möchte oder nicht möchte, was er von ihr erwartet.
- Sie versucht, das in der Situation herauszufinden, zieht Schlüsse, bildet Hypothesen über diese Erwartungen.
- Sie stellt dabei aber keine offenen Fragen, um die Erwartungen direkt zu eruieren.
- Sie versucht, diese Erwartungen des Interaktionspartners möglichst umfangreich oder genau oder schnell zu erfüllen.
- Manchmal realisiert sie dabei vorauseilenden Gehorsam.
- Sie versucht oft, dem Interaktionspartner „Wünsche von den Augen abzulesen".
- Sie passt sich mit diesem Verhalten flexibel unterschiedlichen Interaktionspartnern an.
- Sie kann es nur schwer aushalten, solche Erwartungen nicht zu erfüllen oder nicht erfüllt zu haben oder zu denken, dass andere unzufrieden mit ihr sind: Sie zeigt ein „schlechtes Gewissen".
- Sie zeigt in diesem Fall auch Ängste davor, dass der Interaktionspartner sie (aktuell oder in der Zukunft) ablehnen, abwerten könnte, dass er „nichts mehr mit ihr zu tun haben will", „sie vor anderen schlecht macht" u. ä.

4.3.2 Konfliktvermeidung

Konfliktvermeidung (KV) bedeutet, dass die Person im Hinblick auf bestimmte Inhalte mit einem Interaktionspartner

- eine Meinungsverschiedenheit
- unterschiedliche Ansichten
- unterschiedliche Absichten o. ä.

erwartet.

Sie erwartet damit irgendeine Art von interaktionellem Konflikt, der zwischen ihr und einem IP ausbrechen könnte (oder bereits ausgebrochen ist). In diesem Falle versucht sie, mit allen Mitteln das Ausbrechen eines solchen Konfliktes zu vermeiden (bzw. den beginnenden Konflikt zu beenden), indem sie z. B.

- das Thema wechselt,
- das problematische Thema vermeidet,
- eine Interaktion mit der Person vermeidet,

- sich unterwürfig verhält,
- eigene Meinungen für sich behält,
- anderen zustimmt, obwohl sie anderer Meinung ist,
- ihre eigenen Bedürfnisse zurückstellt usw.

Ein Rater erkennt eine Konfliktvermeidung daran, dass ein Klient von Situationen, Handlungen oder Kognitionen berichtet, die auf folgende Aspekte schließen lassen:

- Die Person antizipiert einen Konflikt mit einem IP (oder sie nimmt Anfänge davon bereits wahr). Sie ist anderer Ansicht als der IP, hat andere Intentionen, hat andere Bedürfnisse oder Ziele, andere Ideen als der IP; ihr wird deutlich, dass das Einbringen dieser Aspekte in die Beziehung zu Meinungsverschiedenheiten, Auseinandersetzungen, u.U. sogar zu Streit führen könnte.
- In einem solchen Fall tendiert die Person dazu, diese Auseinandersetzung zu vermeiden oder zu umgehen: Sie geht der Person aus dem Weg, vermeidet das betreffende Thema, verschweigt eigene Meinungen oder Ideen; sie tendiert dazu, eigene Ziele, Absichten oder Bedürfnisse zurückzustellen.
- Der Person wäre ein solcher Konflikt unangenehm oder sie hat Angst davor.
- Solche Konflikte lösen beim Klienten ein „schlechtes Gewissen" aus oder eine Angst, vom IP von da an nicht mehr gemocht, abgewertet, kritisiert, ausgegrenzt, gemieden usw. zu werden.
- Die Person lässt sich aufgrund dieser Aspekte darauf ein, eigene Ideen, Wünsche etc. gar nicht zu realisieren oder sie lässt sich auf Kompromisse ein, die für sie ungünstig sind.

4.3.3 Schlechte Abgrenzung

Schlechte Abgrenzung bedeutet, dass eine Person

- eigentlich etwas Bestimmtes nicht möchte, was ein Interaktionspartner tut, ihr aufträgt, mit ihr macht o. a.,
- sich aber dennoch nicht dagegen wehrt, nein sagt, Grenzen deutlich macht und Grenzen durchsetzt.

Ein Rater erkennt schlechte Abgrenzung daran, dass ein Klient von Situationen, Handlungen oder Kognitionen spricht, die auf folgende Aspekte schließen lassen:

- Dass ein Klient etwas, was ein IP tut, anbietet, anordnet, „mit ihr macht", nicht möchte.
- Die Person dennoch nicht „nein" sagt, nicht deutlich macht, dass sie dies (im Augenblick oder grundsätzlich) nicht möchte.
- Dem IP nicht ein „bis hierhin und nicht weiter" signalisiert.
- Die Person keine (deutlichen) Grenzen setzt oder markiert.

- Die Tendenz hat, sich aber über das „mangelnde Einfühlungsvermögen" des IP zu beklagen, der „es eigentlich merken oder wissen müsste".
- Der Klient die Annahme hat: „Wenn ich mich wehre, wird alles schlimmer."
- Annimmt, der IP könnte in diesem Fall noch mehr „Druck" ausüben, ärgerlich werden etc., sodass die Person irgendwann sowieso nachgeben muss/wird.
- Die Person bei solchen Abgrenzungen ein „schlechtes Gewissen" hat oder die Befürchtung, vom IP in Zukunft nicht gemocht, abgelehnt, abgewertet, kritisiert, ausgegrenzt oder abgewiesen zu werden.

4.3.4 Niedrige Autonomie

Autonomie ist die Tendenz, eigene Lebensbereiche zu bestimmen, über die man selbst bestimmen will, in denen man eigene Entscheidungen treffen will und erwartet, dass ein Interaktionspartner diese respektiert.

Personen mit hoher Autonomie reagieren auf Einmischung, Bevormundung, Kontrolle mit aversiven Gefühlen („ist mir unangenehm", „geht gar nicht") und oft auch mit Reaktanz.

Bei Personen mit niedriger Autonomie erkennt man solche Tendenzen zur Selbstbestimmung gar nicht oder kaum: Sie lassen sich von anderen bestimmen, kontrollieren, verplanen etc., ohne dass ihnen das erkennbar unangenehm ist und ohne, dass es bei ihnen Reaktanz auslöst.

Ein Rater erkennt eine niedrige Autonomie einer Person daran, dass eine Person von Situationen, Handlungen oder Kognitionen spricht, die auf folgende Aspekte schließen lassen:

- Die Person hat Probleme, eine dem Rater offenkundige Einmischung, Bevormundung, Kontrolle, Einschränkung o. ä. durch IP als solche zu erkennen.
- Auf solche Aspekte reagiert sie *nicht* mit aversiven Gefühlen, mit Ablehnung oder Ärger, auch dann nicht, wenn sie die Aktionen des Interaktionspartners als Einmischung etc. erkennt.
- Auf solche Aspekte reagiert die Person *nicht* mit Reaktanz (einer inneren Auflehnung und der Tendenz „jetzt gerade nicht").
- Die Person scheint es zu akzeptieren, wenn ihr IP Vorschriften machen, ihr sagen, was sie tun soll und was nicht, sie bevormunden, einschränken, über sie bestimmen etc.
- Die Person hat kein erkennbares Bedürfnis, Lebensbereiche zu definieren, in denen sie selbst bestimmen will.

4.3.5 Hohe Alienation

Hohe Alienation zeigt sich darin, dass eine Person nicht weiß, was sie will oder nicht will. Sie kennt ihre Bedürfnisse, Ziele und Präferenzen nicht. Sie kann sich nicht entscheiden, weil sie gar nicht weiß, wofür sie sich entscheiden möchte.

Ein Rater erkennt eine hohe Alienation einer Person daran, dass die Person von Situationen, Handlungen oder Kognitionen berichtet, die auf folgende Aspekte schließen lassen:

- Eine Person reagiert auf Fragen danach, wie es ihr geht, wie sie sich fühlt etc. mit „Ich weiß nicht", obwohl sie sich bemüht, die Frage zu beantworten (es gibt keine Vermeidungsindikatoren!).
- Eine Person reagiert auf eine Frage, was sie in einer Situation gerne möchte, ihr gut tun würde bzw. was sie nicht oder vermeiden möchte mit „Ich weiß nicht", obwohl sie sich bemüht, die Frage zu beantworten.
- Eine Person macht auch in anderen Situationen deutlich, dass sie nicht weiß, was sie möchte, was ihr gut tun würde, was sie zufrieden macht, welche Ziele sie verfolgen kann (in Partnerschaften, Beruf, Freizeit).
- Eine Person macht auch deutlich, dass sie nicht weiß, was sie nicht möchte, was ihr nicht gut tut, was sie unzufrieden macht oder was sie vermeiden möchte.
- Die Person kann sich, oft auch in trivialen Situationen, schlecht entscheiden, weil sie nicht weiß, wofür: Beim Bestellen von Speisen, beim Kauf von Gegenständen, beim Anziehen von Kleidung etc.
- Die Person hat Probleme, auf ihre Bedürfnisse zu achten: Sie nimmt Affekte und Körperempfindungen schlecht wahr, hält sie für irrelevant, versteht sie nicht, „kann nichts damit anfangen".

4.3.6 Ignorierung von Belastungsgrenzen

Ignorieren von Belastungsgrenzen zeigt sich darin, dass eine Person eigene Erschöpfung, Ermüdung, Frustration, Unlust oder andere Signale, die der Person Signale von „es reicht" senden, nicht zu erkennen oder nicht wahrnehmen oder sie erst sehr spät (nach dem Stress) oder erst dann wahrzunehmen, wenn sie massiv sind. Es zeigt sich aber auch darin, dass die Person solche Signale zwar wahrnimmt, darauf aber nicht reagiert, indem sie *keine* Pausen macht, nicht für Erholung oder Ausgleich sorgt: Die Person „hält durch" oder „hält aus" und sie erwartet das auch von sich.

Ein Rater erkennt eine Ignorierung von Belastungsgrenzen daran, dass die Person von Situationen, Handlungen oder Kognitionen berichtet, die auf folgende Aspekte schließen lassen:

- Die Person berichtet von Belastungen, Stress, Anforderungen etc., die einem Rater signifikant erscheinen, die von der Person jedoch runtergespielt werden, „normalisiert“ oder „bagatellisiert“ werden.
- Die Person berichtet von Ermüdung, Erschöpfung, Krankheitssymptomen, Unlust oder anderen Indikatoren, die eine Grenze der Belastung signalisieren, schätzt diese aber nicht als relevant ein, initiiert keine Handlungen von Erholung, Entspannung etc. und zieht dies auch nicht in Erwägung.
- Die Person macht deutlich, dass sie von sich erwartet, dass sie „reibungslos funktioniert“, dass sie Belastungen standhalten kann, dass sie sich nicht unterkriegen lässt o.a.
- Dass sie die Einstellung hat, dass „man“ Belastungen aushält, dass sie „normal“, unvermeidbar, „erträglich“ o.ä. sind.

4.4 Kopiervorlage für das Rating[1]

<table>
<tr><th colspan="6">PVS-Rating</th></tr>
<tr><td colspan="6">Psychosomatische Verarbeitungsstruktur</td></tr>
<tr><td colspan="2">Klienten-Nummer</td><td colspan="2">Therapeuten-Nummer</td><td colspan="2">Sitzungs-Nummer</td></tr>
<tr><td></td><td colspan="5">Ausmaß, in dem das Merkmal vorliegt</td></tr>
<tr><td></td><td>sehr stark</td><td>stark</td><td>erkennbar</td><td>niedrig</td><td>sehr niedrig</td></tr>
<tr><td>Erwartungs-orientierung</td><td></td><td></td><td></td><td></td><td></td></tr>
<tr><td>Konflikt-vermeidung</td><td></td><td></td><td></td><td></td><td></td></tr>
<tr><td>schlechte Abgrenzung</td><td></td><td></td><td></td><td></td><td></td></tr>
<tr><td>niedrige Autonomie</td><td></td><td></td><td></td><td></td><td></td></tr>
<tr><td>Alienation</td><td></td><td></td><td></td><td></td><td></td></tr>
<tr><td>Ignorierung von Belastungs-grenzen</td><td></td><td></td><td></td><td></td><td></td></tr>
<tr><td></td><td>liegt vor</td><td>liegt nicht vor</td><td colspan="3" rowspan="2"></td></tr>
<tr><td>Merkmal PVS</td><td></td><td></td></tr>
</table>

1 Aus Sachse: Klärungsorientierte Psychotherapie psychosomatischer Störungen. © 2018, Hogrefe

4.5 Vorgehen beim Rating

Der Rater sollte das Rating an konkreten Therapie-Ausschnitten konkreter Therapien durchführen. Dazu werden Bandaufzeichnungen von Teilen einer Therapiestunde als Rating-Grundlage verwendet (möglich sind natürlich auch Videoaufzeichnungen).

Unseren Rating-Erfahrungen nach sollte ein Rater drei 10-Minuten-Ausschnitte raten: Diese enthalten in aller Regel ausreichend Information für eine Einschätzung der Skalen. Falls das nicht reicht, kann ein zusätzlicher 10-Minuten-Ausschnitt verwendet werden. Verwendet werden Ausschnitte, die in der jeweiligen Sitzung plus 10 Minuten nach Beginn der Therapie starten und dann 10 Minuten dauern. Sinn ist, die Begrüßungsformalitäten und Eingangsinformationen einer Therapiestunde wegzulassen.

Die drei 10-Minuten-Ausschnitte werden dann genommen

- aus der zweiten Stunde,
- aus der vierten Stunde,
- aus der sechsten Stunde,
- (gegebenenfalls aus der achten Stunde).

Falls eine Stunde nicht aufgezeichnet wurde, wird ersatzweise die dritte, fünfte oder siebte Stunde herangezogen. Der Rater hört sich den Abschnitt jeweils einmal vorher an und ratet dann beim zweiten Hören simultan zum Hören: Sobald ihm ein Merkmal in bestimmter Ausprägung auffällt, kreuzt er es auf dem Auswertungsformular an. Er kann Einschätzungen erhöhen, nicht aber reduzieren. Die jeweils höchste Ausprägung des jeweiligen Merkmals soll erfasst werden. Der Rater hört dann den zweiten Ausschnitt und kann so Merkmale entdecken, die beim ersten Ausschnitt nicht erkennbar waren; ebenso beim dritten Ausschnitt. Auf diese Weise besteht eine hohe Chance, dass beim Klienten vorkommende Merkmale vom Rater auch erfasst werden.

Damit von einer PVS ausgegangen werden kann, sollten alle 6 Merkmale vorliegen, ansonsten kann von einem „Stil“ gesprochen werden.

Kapitel 5 Reliabilität und Validität des Rating-Systems

Wesentlich ist es, die Gütekriterien des Ratingsystems zur PVS nachzuweisen. Die Ergebnisse zur Reliabilität sollen hier näher ausgeführt, die Ergebnisse zur Validität nur kurz skizziert werden.

5.1 Reliabilität des Ratingsystems

Für die Erfassung der Inter-Rater-Reliabilität und der Rerate-Reliabilität wurden von allen vorhandenen Klienten, die Rater A als „Treffer“ eingeschätzt hatte, zufällig 35 Fälle ausgewählt. Von diesen wurden jeweils 2 Bandausschnitte eingeschätzt, wobei der Rater beide Ausschnitte summarisch auswertete (d.h. den zweiten Ausschnitt als Ergänzung des ersten Ausschnitts betrachtete). Verwendet wurden jeweils zwei 10-Minuten-Ausschnitte aus der zweiten und dritten Therapiesitzung. Die 10-Minuten-Ausschnitte beginnen jeweils 10 Minuten nach Therapiebeginn. Waren Sitzung 2 oder 3 nicht verfügbar, wurde stattdessen Sitzung 4 ausgewertet.

Außerdem lagen von Rater A 63 Ratings von Klienten vor, die eingeschätzt worden waren, *keine* PVS aufzuweisen; auch von diesen Prozessen wurden 35 Fälle zufällig ausgewählt. Die Bandausschnitte waren analog. Damit standen zur Prüfung der Reliabilität 35 Fälle zur Verfügung, die positiv, und 35 Fälle, die negativ geratet worden waren.

Bei den beschriebenen Untersuchungen wurden die Rater sehr gut trainiert: Sie erhielten 50 Stunden Training, trainierten selbst unter Supervision und bildeten eine Gruppe, um Erfahrungen auszutauschen.

Die Rater erhielten Ausschnitte, die von den Therapiestunden kopiert worden waren, sodass die Vorgabe standardisiert erfolgte. Klienten und Stunden wurden den Ratern in zufälliger Reihenfolge vorgelegt. Die Rater waren den Klienten, den Therapien und den Therapeuten gegenüber blind. Bei Re-Rate- und Inter-Rating-Erhebungen wurden den Ratern die exakt gleichen Ausschnitte erneut in zufälliger Reihenfolge vorgelegt. Bei der Messung der Re-Rate-Reliabilität lagen zwischen dem ersten und dem zweiten Rating mindestens 6 Monate.

Bei der Prüfung von *Inter-Rater-Reliabilität* wurde die Übereinstimmung festgestellt, mit der die Rater die Klienten als positiv bzw. negativ eingeschätzten, also eine Übereinstimmung in der Stellung der Diagnose. In unserem Fall wurde dann also jedem Klienten von jedem Rater entweder das Ergebnis „PVS liegt vor" oder das Ergebnis „PVS liegt nicht vor" zugeordnet. Um nun zu messen, wie hoch die Übereinstimmung zwischen den Ratern war, konnte dann „Cohens-K" (vgl. Landis & Koch, 1977) berechnet werden. Der Koeffizient setzt den Anteil der übereinstimmenden Ratings ins Verhältnis zum Anteil, der bei reinem Zufall übereinstimmen würde. Ein Wert von 0 bedeutet jeweils, dass sich die Übereinstimmung zwischen Ratern nicht von der bei Zufall erwarteten Übereinstimmung unterscheidet (d.h. die Interrater-Reliabilität wäre schlecht). Der Wert 1 wird angenommen, wenn die Rater in allen Urteilen übereinstimmen (d.h. die Interrater-Reliabilität wäre perfekt). Ein Beispiel für Richtwerte aus der Literatur für diesen Koeffizienten:

< 0	Schlechte Übereinstimmung
0 – 0,20	Etwas Übereinstimmung
0,21 – 0,40	Ausreichende Übereinstimmung
0,41 – 0,60	Mittelmäßige Übereinstimmung
0,61 – 0,80	Beachtliche Übereinstimmung
0,81 – 1,00	(fast) vollkommene Übereinstimmung

Wir verwendeten 6 Rater-Paare, die alle 70 Prozesse einschätzten, und ermittelten die folgenden Übereinstimmungen (vgl. Abbildung 1).

A	—	B
A	—	C
B	—	C
D	—	E
D	—	F
E	—	F

Abbildung 1: Die Vergleiche der Rater-Paare

A	—	B	.71
A	—	C	.81
B	—	C	.85
D	—	E	.81
D	—	F	.86
E	—	F	.77

Abbildung 2: Übereinstimmungen in der Diagnose (Interrater-Reliabilität)

Rater 1	.74
Rater 2	.78
Rater 3	.73
Rater 4	.79

Abbildung 3: Übereinstimmungen in der Diagnose (Rerate-Reliabilität)

Dabei ergaben sich die folgenden, in Abbildung 2 dargestellten Übereinstimmungen.

Zur Beurteilung der *Rerate-Reliabilität* wurden die 35 positiven Fälle von 4 Ratern zweimal geratet (im zeitlichen Abstand von fünf Wochen), und es wurde erhoben, wie groß die Übereinstimmung vom ersten zum zweiten Rating war (vgl. Abbildung 3).

Sowohl die Inter-Rater-9 als auch die Rerate-Reliabilität sind als hoch zu bewerten.

5.2 Validierung des Ratingsystems

Es wurde eine Studie zur Validierung des Ratingsystems durchgeführt (für eine ausführliche Beschreibung vgl. Sachse, in Vorbereitung), die gute Ergebnisse erbrachte. Dabei wurden Hypothesen darüber aufgestellt, in welchen psychologischen Variablen sich Klienten mit PVS (die durch das Rating identifiziert wurden) von Klienten mit dependenter, narzisstischer und histrionischer Persönlichkeitsstörung unterscheiden sollten; solche Unterschiede können aufgrund der Theorie eindeutig vorhergesagt werden. Die Hypothesen wurden durchweg bestätigt. Das Rating-System kann daher als valide angesehen werden.

Teil 2: Die Therapie der psychosomatischen Verarbeitungsstruktur

In diesem Abschnitt wird dargestellt, welche therapeutischen Maßnahmen ein Therapeut ergreifen sollte und kann, um Klienten, die eine psychosomatische Verarbeitungsstruktur aufweisen, effektiv therapieren zu können. Dabei muss man berücksichtigen, dass Therapeuten zwischen zwei Fällen unterscheiden sollten:

- Klienten, die eine PVS *und* eine manifeste psychosomatische Erkrankung (wie Colitis ulcerosa oder Morbus Crohn) aufweisen.
- Klienten, die *nur* eine PVS aufweisen.

Viele der therapeutischen Probleme, die Klienten typischerweise in der Therapie, insbesondere zu Therapiebeginn zeigen, sind bei beiden Gruppen gleich, wie z.B. das extrem hohe Ausmaß an Vermeidung. Darüber hinaus weisen Klienten der ersten Gruppe jedoch noch weitere Probleme auf, die die Klienten der zweiten Gruppe nicht aufweisen: Diese attribuieren ihre Probleme sehr stark auf ihre körperliche Erkrankung und sehen Psychotherapie oft als sinnlos oder sogar als schädlich an: Damit zeigen sie eine *negative* Therapiemotivation (von einer Änderungsmotivation ganz zu schweigen!). Es ist daher erforderlich, *diese* Klienten zu Therapiebeginn in besonderer Weise „abzuholen“; mit diesem Aspekt möchte ich nun beginnen.

Kapitel 6 Klärungsorientierte Psychotherapie der psychosomatischen Verarbeitungsstruktur

6.1 Einleitung

Innerhalb der Klärungsorientierten Psychotherapie werden, theoretisch aus den Konzepten abgeleitet und erprobt und modifiziert aus langen Therapieerfahrungen mit diesen Klienten, therapeutische Prinzipien und Strategien entwickelt, mit deren Hilfe Therapeuten diese Struktur effektiv therapieren können.

Diese therapeutischen Vorgehensweisen beziehen sich vor allem auf solche Bereiche, in denen Klienten mit psychosomatischer Verarbeitungsstruktur (PVS) Therapeuten normalerweise große therapeutische Probleme bereiten:

- Eingangsinformationen des Klienten, Motivierung von Klienten zur Therapie,
- therapeutischer Umgang mit hoher Vermeidung: Prinzipien zur Bearbeitung allgemein und mit spezifischen Vermeidungsstrategien,
- Strategien zur Klärung und Bearbeitung dysfunktionaler Schemata,
- therapeutische Bearbeitung der Alienation (Entfremdung vom eigenen Motiv-System).

Die Prinzipien der KOP bei PVS werden dann durch ein kommentiertes Transkript mit einem Klienten illustriert: Hier sieht man gut das therapeutische Vorgehen im Detail. Wie schon ausgeführt, können Klienten auch dann eine psychosomatische Verarbeitungsstruktur aufweisen, wenn sie *keine* manifeste psychosomatische Erkrankung aufweisen: In diesem Fall macht es dennoch Sinn, diese Struktur psychotherapeutisch zu behandeln, da eine PVS zu vielfältigen Problemen und Kosten führen kann.

Um eine psychosomatische Erkrankung wie Morbus Crohn oder Colitis ulcerosa zu entwickeln, müssen andere Voraussetzungen gegeben sein, wie z. B. genetische Prädispositionen (Schreiber & Rosenstiel, 2015; Wehkamp & Stange, 2015), oder es müssen bestimmte Kontextfaktoren auftreten, wie Dauerbelastungen (Hardt et al., 2010a, 2010b).

Daher kann ein Therapeut auf Klienten treffen,

- die eine PVS aufweisen, *ohne* eine manifeste psychosomatische Erkrankung entwickelt zu haben;
- die neben einer PVS auch eine manifeste psychosomatische Erkrankung aufweisen.

Letztere Klienten zeigen noch mehr Probleme im Psychotherapieprozess als Erstere: Dies hängt vor allem damit zusammen, dass sie relativ lange Erfahrungen im medizinischen Versorgungssystem machen und mit entsprechenden (medizinischen!) Erwartungen und damit Vorurteilen in die Psychotherapie kommen. Ihre Behandlung erfordert daher noch weitere Maßnahmen, die hier als erstes besprochen werden sollen.

6.2 Das therapeutische Problem zu Therapiebeginn bei Klienten mit manifesten Erkrankungen

Anders als z. B. Klienten mit Angststörungen, die dem Therapeuten in der Regel einen Vertrauensvorschuss geben, die die Kompetenz des Therapeuten nicht anzweifeln und mit einem klaren Arbeitsauftrag in die Therapie kommen, weisen Klienten mit manifester psychosomatischer Erkrankung (z. B. Klienten mit einer chronisch-entzündlichen Darmerkrankung) ein sehr hohes Maß an *Skepsis* auf: Sie bezweifeln, dass sie bei einem Psychologen richtig sind, sie wissen nicht, inwieweit ihnen Psychotherapie überhaupt helfen kann, sie glauben nicht, dass der Therapeut für ihre Krankheit überhaupt kompetent ist u. a. Sie kommen also mit ganz schlechten Eingangsvoraussetzungen in die Therapie, stellen alles in Frage, sind extrem skeptisch, schotten sich ab usw.

Zum Teil halten die Klienten psychische Probleme auch für „ehrenrührig" und wollen nicht, dass man ihnen solche Probleme unterstellt, weil sie fürchten, dass ihre Erkrankung dann nicht mehr ernst genommen wird oder sie selbst dafür verantwortlich gemacht werden. Diese Vorgehensweise darf zunächst mal einen Therapeuten nicht irritieren oder gar kränken; der Therapeut ist durch dieses Verhalten auch keineswegs persönlich gemeint. Vielmehr, so muss man sich klarmachen, ist dieses Verhalten *ein Teil der Störung,* man muss es als Therapeut kennen, akzeptieren und angemessen damit umgehen können.

Um das skeptische Verhalten der Klienten zu verstehen, muss man wissen, wie Klienten in die Therapie kommen:

- Klienten mit einer chronisch-entzündlichen Darmerkrankung (CEDE) haben in der Regel eine lange Zeit im Medizin-System verbracht (meist 5–10 Jahre, bevor sie in Psychotherapie kommen). Sie haben viele Diagnostiker, Diagnosen, Behandlungen, Medikationen hinter sich.

- Mit jeder medizinischen Diagnose und Behandlung verfestigt sich in der Regel beim Patienten ein medizinisches Krankheitsmodell: Man *hat* eine medizinisch feststellbare Erkrankung, die *hat* einen medizinischen Namen, die *wird* medizinisch diagnostiziert und medizinisch behandelt.

Das muss zwangsläufig beim Klienten den Eindruck erwecken, auch eine (rein) medizinische Erkrankung zu haben. Die Klienten entwickeln damit ein *rein medizinisches Krankheitsmodell.* Sie gehen davon aus, dass sie eine körperliche Erkrankung aufweisen. Daher wird es ihnen nur sehr schwer einleuchten, was sie mit einer körperlichen Erkrankung bei einem Psychologen sollen und wieso ihnen Psychotherapie helfen sollte. Es leuchtet ihnen natürlich auch nur schwer ein, wieso ein Psychologe, der ja nun mal kein Arzt ist, etwas von der Krankheit verstehen und ihnen helfen können soll. Daher müssen sie Psychotherapie für irrelevant und einen Psychologen für inkompetent halten. Die Skepsis ist grundlegend angelegt:

- Die Klienten machen oft im Medizin-System die Erfahrung, dass ihnen auch nicht wirklich geholfen werden kann: Die Schübe können zwar meist unter Kontrolle gebracht werden, die Krankheit wird aber nicht wirklich „geheilt“, ja oft nicht einmal wirklich gebessert. Wenn aber schon Mediziner die Krankheit nicht in den Griff bekommen, wie zum Teufel sollen dann Psychologen das schaffen?
- Wenn Ärzte die Klienten zum Psychotherapeuten schicken, dann schließen die Klienten oft, dass die Ärzte mit ihrem Latein am Ende sind und fühlen sich abgeschoben; sie haben damit nicht den Eindruck, dass nun etwas Besseres, Relevanteres passieren könnte, sondern eher, dass das, was jetzt kommt, noch weniger bringt. Es ist sozusagen die letzte Station, der letzte, hoffnungslose Versuch. Auch das trägt nicht gerade zu einem guten Image von Psychotherapie bei.
- Wenn Ärzte die Klienten zum Therapeuten schicken, dann sagen sie ihnen meist nur, es seien möglicherweise psychische Faktoren oder Stress beteiligt. Sie erklären ihnen jedoch meist nicht (und das können sie ja auch gar nicht, weil sie dafür ja auch keine Experten sind!), was genau damit gemeint ist. Die Klienten interpretieren das dann oft so, dass ihnen implizit gesagt würde, sie hätten eine „Macke“, seien psychisch gestört, oder gar, sie seien sogar selber an ihrer Erkrankung schuld. Alle diese Aspekte erzeugen – natürlich – ein hohes Ausmaß an Reaktanz: Die Klienten wollen sich das alles nicht sagen lassen. Und wenn sie nun zum Psychologen kommen, dann fürchten sie, dass der ihnen das auch alles sagt: Ihnen „Probleme einredet“, sie verantwortlich macht, ihnen sagt, wie schwer sie gestört sind u. a. Aus dieser Reaktanz resultiert dann ein Abwehrverhalten: Das Verhalten nämlich, dass die Klienten versuchen, den Therapeuten davon zu überzeugen, dass sie gar kein Problem haben, dass sie überhaupt nicht gestört sind, dass sie völlig normal sind, dass sie nicht mehr Belastungen haben als alle anderen, dass ihre Krankheit allein auf Vererbung zurückgeht usw. Es entsteht die durchaus paradoxe Situation, dass Klienten vor einem Psychotherapeuten sitzen und versuchen, diesem zu beweisen, dass sie völlig nor-

mal sind und keineswegs Psychotherapie brauchen! Mit dieser paradoxen Situation muss der Therapeut dann konstruktiv umgehen.
- Erschwerend kommt noch hinzu, dass die Klienten mit CEDE, wie wir theoretisch gesehen haben, aufgrund ihrer hohen Reflexionsvermeidung auch wirklich kaum in der Lage sind, Probleme wahrzunehmen. Sie können deshalb auch wirklich weitgehend davon überzeugt sein, dass ihr körperliches Problem im Grunde ihr einziges Problem ist, was sie oft auch genauso äußern. Es ist daher zu Beginn der Therapie auch überhaupt nicht mit einem Arbeitsauftrag zu rechnen: Vielmehr ist die Erarbeitung des Arbeitsauftrages ein erstes Ziel der therapeutischen Arbeit.
- Es kommt noch eine weitere Schwierigkeit hinzu. Broschüren von Pharmafirmen enthalten zu CEDE oft Informationen, die z. B. besagen,
  - dass bei CEDE nachweislich (!) psychologische Faktoren keine Rolle spielen
  - und dass deshalb nachweislich (!!) Psychotherapie auch nicht hilfreich sei
  - und dass Psychotherapie manchmal sogar die körperliche Symptomatik noch verschlimmern könne (was natürlich extrem unlogisch ist, wenn psychologische Faktoren keinen Einfluss haben, aber den Firmen geht es auch nicht primär um Logik).

Aus diesen Gründen kommen die Klienten mit massiver Skepsis und massiven Vorbehalten in die Psychotherapie. Sie kommen überhaupt nur, weil ihnen der Arzt den Anstoß dazu gegeben hat, weil sie vom Medizin-System enttäuscht sind und die „letzte Chance“ nicht verpassen wollen, weil sie sich ansehen wollen, ob der Therapeut vielleicht doch etwas zu bieten hat, weil ein Partner sie treibt o. ä. Wenn sie kommen, dann nehmen sie in der Regel an,

- dass sie wahrscheinlich beim Psychologen falsch sind, weil sie ja eine organische Erkrankung und keine „Macke“ haben;
- dass der Psychologe ihnen wahrscheinlich gar nicht helfen kann;
- dass der Psychologe das Problem wahrscheinlich gar nicht versteht;
- oder dass der Psychologe ihnen überhaupt erst Probleme einreden wird;
- oder gar, dass Therapie ihr körperliches Problem noch verschlimmern könnte.

Die Klienten sind damit in der Regel massiv skeptisch,

- den Therapeuten gegenüber, insbesondere bezüglich dessen Kompetenz;
- der Therapie gegenüber bezüglich deren Relevanz und deren Möglichkeit, das Problem zu verbessern bzw. bezüglich der Gefahr, das Problem sogar noch zu verschlimmern.

Das ist die „normale“ Ausgangssituation (von der es natürlich Ausnahmen geben kann, auf die der Therapeut jedoch nicht hoffen kann), mit der die Klienten in die Therapie kommen. Mit dieser Ausgangssituation muss sich der Therapeut auseinandersetzen; er muss diese Schwierigkeiten zumindest so weit überwinden, dass – zumindest probeweise – eine therapeutische Arbeitsbedingung überhaupt entstehen kann.

6.3 Therapeutischer Umgang mit den therapeutischen Eingangsschwierigkeiten, die Klienten mit psychosomatischer Verarbeitungsstruktur erzeugen

Die folgenden Handlungsprinzipien sollte der Therapeut zu Therapiebeginn (d.h. in der Regel in den ersten 1–2 Stunden) unbedingt berücksichtigen. Diese Prinzipien haben sich zur Etablierung einer therapeutischen Arbeitsbeziehung als sehr hilfreich erwiesen, und sie helfen dem Therapeuten, Fehler zu vermeiden.

1. Beziehung gestalten

Der Therapeut sollte die Beziehung so gestalten, dass sich eine tragfähige therapeutische Allianz bilden kann, d.h. er sollte

- empathisch sein;
- echt sein, dem Klienten nichts vormachen;
- den Klienten akzeptieren;
- den Klienten respektieren;
- dem Klienten Fragen beantworten, Informationen geben, wenn der Klient diese benötigt;
- dem Klienten Struktur geben.

Über diese allgemeinen Maßnahmen der therapeutischen Beziehungsgestaltung hinaus sollte der Therapeut jedoch auch spezifisch handeln.

2. Skepsis akzeptieren

Der Therapeut sollte die Skepsis des Klienten verstehen und akzeptieren, und dies sollte er auch deutlich machen. Sollte der Klient die Skepsis nur implizit äußern, dann sollte der Therapeut auch hier „dem Drachen ins Auge schauen" und die Skepsis explizit ansprechen, z.B.: „Ich habe den Eindruck, dass Sie einer Psychotherapie recht skeptisch gegenüberstehen. Das kann ich aufgrund Ihrer Erfahrungen gut verstehen. Ich will auch gar nicht versuchen, Ihnen diese Skepsis auszureden. Ich finde, Sie sollten sich die Skepsis nicht einfach nehmen lassen, sondern das, was ich Ihnen anbiete, kritisch prüfen und testen, ob Sie etwas damit anfangen können."

Der Therapeut sollte somit ganz deutlich machen,

- dass er die Skepsis des Klienten wahrnimmt;
- dass er diese Skepsis verstehen kann;
- dass er die Skepsis sogar positiv konnotiert;
- und dass er dem Klienten die Skepsis nicht nehmen will, sondern dass der Klient selbst prüfen soll, ob er die Skepsis aufgeben will oder nicht.

Der Therapeut kommt somit dem Klienten entgegen und *stellt sich einem Test;* er nimmt den Klienten ernst und will ihm nichts ein- oder ausreden. Er konnotiert sogar die Skepsis positiv, als etwas, das ok ist und das der Klient auch ernst nehmen sollte. Damit ist der Therapeut offensiv und in gar keiner Weise defensiv.

3. Normalisieren

Von ganz entscheidender Bedeutung ist es, dass der Therapeut die Probleme und Schwierigkeiten des Klienten normalisiert. Sagt der Klient z. B.: „Ich habe doch keine Macke", dann antwortet der Therapeut: „Das glaube ich auch nicht. Sehen Sie, es geht hier überhaupt nicht darum, dass Sie „eine Macke" haben oder irgendwie unnormal sind. Ich werde Ihnen gleich gern etwas darüber erzählen, wie man sich vorstellen kann, wie solche Erkrankungen entstehen können. Dabei spielen ganz normale Dinge eine Rolle, psychische Störungen sind dabei nicht von Bedeutung. Daher gehen wir davon aus, dass Sie nicht mehr Probleme haben als andere Menschen auch und dass Sie völlig normal sind." Der Therapeut spielt Probleme herunter, er betont, dass psychisch alles normal ist, dass der Klient auch nicht für seine Erkrankung verantwortlich ist usw.

Betrachtet man empirische Ergebnisse, dann sieht man, dass CEDE-Klienten psychopathologisch auch wirklich nicht auffälliger sind als der Durchschnitt der Bevölkerung. Daher kann der Therapeut die Befürchtungen des Klienten mit gutem Gewissen zerstreuen. Wie in dem theoretischen Modell deutlich geworden sein sollte, ist auch gar nicht Ausprägung des Klienten auf bestimmten Einzel-Variablen das Problem, sondern eine ganz bestimmte *Funktionsweise* relevanter Prozesse.

Der Therapeut normalisiert durchweg: In den weiter unten beschriebenen Informationen an Klienten werden dann auch völlig „normale" Prozesse der Krankheitsentstehung geschildert. Der Klient muss wissen, dass der Therapeut ihn *nicht* für verrückt, abweisend, psychisch krank o. ä. hält. Sollte der Klient das dennoch glauben, dann wird keine therapeutische Arbeitsbeziehung zustande kommen.

4. Kompetenz zeigen

Der Therapeut muss, soweit dies möglich ist, seine Kompetenz betonen und herausstellen. Bei kaum einer anderen Klientel ist es so wichtig wie bei psychosomatischen Klienten, dass der Therapeut sich als Experte erweist. Dies kann er z. B. tun, indem er

- deutlich macht, dass er die Krankheit kennt, die Symptome, die relevanten diagnostischen Methoden, die gängigen Arzneimittel u. a.;
- der Skepsis des Klienten positiv begegnet;
- die Therapie strukturiert, den Klienten führt;
- dem Klienten Erläuterungen gibt, die Fragen des Klienten beantwortet;
- dem Klienten Hoffnung macht, mit Psychotherapie etwas zu verändern;

- deutlich macht, dass er schon über entsprechende Therapieerfahrung sowie über einschlägiges Forschungswissen verfügt.

5. Strukturieren

Der Therapeut muss das Gespräch, die therapeutische Arbeit mit psychosomatischen Klienten *von Anfang an* aktiv führen, aktiv strukturieren: Fragen stellen, Vorschläge machen, Informationen geben u.a. Dabei ist der Therapeut aber ausschließlich prozessdirektiv, d.h. er steuert den Prozess: Er stellt Fragen, sagt dem Klienten, was er nun im Prozess tun soll u.a. Er ist jedoch *nicht inhaltsdirektiv,* er sagt dem Klienten also *nicht*, was er denken, glauben, fühlen oder tun soll. Der Klient muss selbst Entscheidungen fällen; der Therapeut hilft ihm aber dabei, so viel Klarheit zu gewinnen, dass er Entscheidungen fällen *kann.*

Psychosomatische Klienten *erwarten* Führung und Strukturierung: Sie *erwarten*, dass der Therapeut *direktiv* ist, und sie honorieren das nach unseren Erfahrungen mit hoher Einschätzung der Beziehungsqualität zum Therapeuten und mit hoher Einschätzung der Kompetenz des Therapeuten. Diese Direktivität muss der Therapeut die ganze Therapie über durchhalten; gibt man dem Klienten zu viel Raum, dann weiß der Klient erstens nichts damit anzufangen, und zweitens schätzt er den Therapeuten dann negativ ein. *Prozesssteuerung ist in der Therapie mit psychosomatischen Klienten zentral!*

6. Klärung anbieten, nicht etikettieren!

Der Therapeut sollte niemals einen psychosomatischen Klienten einen psychosomatischen Klienten nennen! Man sollte sich hier an von Uexhäll halten, der meint, dass eine medizinische Diagnose allein nicht ausreicht, um von einer psychosomatischen Erkrankung auszugehen; man muss immer auch relevante psychologische Indikatoren finden können, um von einer psychosomatischen Störung ausgehen zu können. Daher sollte der Therapeut dem Klienten Folgendes mitteilen:

- „Sie haben die medizinische Diagnose CEDE.
- Diese Erkrankung steht sehr häufig mit psychologischen Faktoren im Zusammenhang.
- Ob das *bei Ihnen* auch so ist, wissen wir noch nicht, das können wir zu Beginn der Therapie überhaupt noch nicht entscheiden.
- Da aber aufgrund der Diagnose eine Wahrscheinlichkeit dafür besteht, dass es psychologische Faktoren geben könnte, sollten wir aus Gründen der Gründlichkeit und Sicherheit genau analysieren, ob dies der Fall ist.
- Denn wenn wir psychologische Faktoren finden, dann haben wir ganz neue therapeutische Ansatzpunkte und dann können wir sehr wahrscheinlich effektiv etwas gegen Ihre Krankheit tun.
- Falls wir keine psychologischen Faktoren finden, dann haben wir zumindest diese Ursachen ausgeschlossen und können diesbezüglich dann ganz sicher sein.

- Daher ist mein Vorschlag, dass wir ein therapeutisches Team bilden mit dem Ziel, herauszufinden, ob es bei Ihnen psychologisch relevante Faktoren gibt."

Der Therapeut stellt dem Klienten in den (noch zu beschreibenden) Informationen auch immer nur *allgemeine* Erklärungsmodelle vor, Modelle, die erklären können, wie die Erkrankung *im Prinzip* entsteht. Der Therapeut macht aber nie Aussagen über den Klienten, er sagt nie, das erklärt *Ihre* Erkrankung, oder dieses Modell trifft auf *Sie* zu. Er kann, da er den Klienten nicht kennt, schlechterdings auch nichts über den Klienten sagen, ohne aus dem Kaffeesatz zu lesen; aber eigentlich studiert man, um das nicht mehr tun zu müssen. Er sagt dem Klienten immer: „Ob dieses Modell auf Sie zutrifft oder nicht, müssen wir erst noch im Verlauf der therapeutischen Arbeit herausfinden."

7. Nicht versuchen, den Klienten zu überreden

Wenn Klienten dem Therapeuten gegenüber zu Beginn der Therapie fest behaupten, sie hätten keine Probleme, keinen Stress usw., dann juckt es den Therapeuten oft in den Fingern, den Klienten „mal eben" (praktisch aus dem Stand) das Gegenteil zu beweisen: Sie durch gezielte Fragen oder Ausführungen dazu zu bringen, doch Probleme zuzugeben oder „zu gestehen", dass sie doch Stress haben. Ich kann Therapeuten hier nur dringend empfehlen: Tun Sie das nicht. Denn erstens wird es nicht funktionieren, der Klient kennt sich in seinem Leben viel besser aus und wird sich nicht einfach überführen lassen. Und zweitens gehen Sie damit ein hohes Risiko ein, dass Sie beim Klienten Reaktanz auslösen und damit der therapeutischen Beziehung Schaden zufügen.

Daher: Unterstellen Sie dem Klienten nichts; versuchen Sie nicht, ihm etwas nachzuweisen; versuchen Sie auch nicht, ihn von etwas zu überzeugen, was er noch gar nicht akzeptieren kann. Wenn der Klient behauptet, keine Probleme zu haben, dann kann das möglicherweise stimmen. Es muss aber (wie noch ausgeführt wird) nicht stimmen, also sollte man *prüfen,* ob es stimmt.

8. Interesse wecken

Ihr Ziel in den ersten Stunden ist ganz klar *nicht,*

- dass der Klient dem Therapeuten die Erklärungsmodelle glaubt;
- dass der Klient überzeugt ist, dass Therapie hilft oder gar wundervoll ist;
- dass der Klient schon tiefgreifende Erkenntnisse hat oder sogar schon etwas ändert.

Ihr Ziel kann realistischerweise nur darin bestehen, den Klienten auf Therapie neugierig zu machen, ihn zu interessieren, und zwar so weit, dass er sich *probeweise* auf einen weiteren therapeutischen Prozess einlässt. Der Klient sollte erkennen,

- dass es keinen vernünftigen Grund gibt, Therapie nicht zumindest mal auszuprobieren;

- dass Therapie anderen geholfen hat und somit vielleicht auch ihm helfen könnte;
- dass Therapie auf alle Fälle nicht schaden kann.

Der Therapeut sollte damit zu Beginn nur sehr bescheidene Ziele verfolgen und somit auch keinerlei Druck auf den Klienten ausüben. Man muss den Klienten locken, nicht zwingen. Und letztlich muss man ihn überzeugen, nicht überreden.

6.4 Basisinformationen an den Klienten

6.4.1 Informationsdefizit

Wenn ein Therapeut einem Klienten Informationen gibt, tut er gut daran, sich an folgende *Regel* zu halten: Ein Therapeut gibt einem Klienten nur dann Information,

- wenn der Klient sie haben will: wenn er Interesse daran zeigt oder etwas verstehen will
  oder
- wenn der Therapeut der Ansicht ist, dass der Klient diese Information *benötigt*, also wenn ihm Informationen fehlen oder Missverständnisse vorliegen.

Klienten mit CEDE weisen in der Regel überhaupt kein Wissen darüber auf (oder wenn, dann zeigen sie *falsche Konzeptionen*), dass und wie psychologische Faktoren zu medizinischen Erkrankungen beitragen können. Daher ist es wichtig, dem Klienten entsprechende Informationen zu vermitteln und zwar an den Stellen, wo ihm die Informationen fehlen oder wo Missverständnisse vorliegen. Denn sowohl fehlende Informationen als auch falsche Konzepte können bei Klienten dazu führen, dass sie falsche Entscheidungen treffen: Sollten sie z. B. wirklich glauben, dass Therapie ihren Zustand verschlimmern kann, dann werden sie sich auch nicht probeweise auf Therapie einlassen! Außerdem haben Klienten überhaupt keine Vorstellungen davon, was Psychotherapie überhaupt ist und wie sie ihnen helfen könnte. Auch hier müssen den Klienten entsprechende Informationen vermittelt werden.

Hier werden nun Vorschläge dazu gemacht, wie und in welcher Art ein Therapeut dem Klienten Informationen geben könnte. Wichtig dabei ist, dass ein Therapeut nicht immer alle Informationen gibt, sondern nur solche, die ein Klient benötigt. Und wichtig ist auch, dass der Therapeut

- die Informationen so gibt, dass der Klient sie verstehen und nachvollziehen kann;
- die Informationen so vermittelt, dass der Klient aufmerksam bleibt und sich mit der Information aktiv auseinandersetzt, also keine Vorlesung hält.

Somit sollte der Therapeut immer erst versuchen festzustellen, was der Klient nicht versteht, wo ihm Information fehlt oder wo der Klient von falschen Annahmen ausgeht. Und dann sollte der Therapeut dem Klienten ganz gezielt Informationen vermitteln, und immer gilt: So wenig wie möglich und so viel wie nötig! Keine Vorlesungen halten! Den Klienten nicht mit Information „überschütten“! Und auf keinen Fall „missionieren“!

Wichtig ist auch, dass der Therapeut immer betont, dass er dem Klienten eine *allgemeine* Information gibt: Ob und in wieweit diese Informationen auf den Klienten zutreffen, kann der Therapeut zu Beginn der Therapie selbstverständlich noch gar nicht beurteilen. *Der Therapeut macht daher keine Aussagen über den Klienten,* sondern Aussagen darüber, wie Prozesse normalerweise ablaufen. Ob diese Informationen für den Klienten zutreffen, müssen Klient und Therapeut gemeinsam in der folgenden Therapie *herausfinden* (sollten Sie von dieser Regel abweichen, kann Sie das enorm viel Beziehungskredit kosten!)!

Die Informationen müssen dem Klienten natürlich auch immer so vermittelt werden, dass er sie verstehen kann, also

- dem Klienten immer nur *die* Informationen geben, die er wirklich braucht (keine Vorlesungen halten!);
- Informationen immer *kurz* (!), prägnant, direkt und konkret geben;
- einfache Sätze bilden;
- keine Fach- oder Fremdwörter verwenden;
- sich auf das Sprachniveau und auf das intellektuelle Niveau des Klienten einstellen;
- Informationen an den Erfahrungen des Klienten „verankern“: So geben, dass der Klient sich darunter konkret etwas vorstellen kann, dass er die Information auf seine Lebenswelt beziehen kann.

6.4.2 Informationen über die Beziehung von psychischen Prozessen und körperlichen Reaktionen

Manche Klienten folgen der klassischen Descartes’schen Dichotomie zwischen Körper und Geist: Sie können sich überhaupt nicht vorstellen, dass psychische Prozesse körperliche Prozesse beeinflussen. Sie nehmen an, dass Körper und Geist zwei getrennte Entitäten seien, die nur sehr locker verbunden sind. Sie wissen nicht, dass die Trennung zwischen Psyche und Physis ja nur aufgrund wissenschaftlicher Paradigmen geschaffen wurde und im Grunde psychische Prozesse immer biologische Prozesse sind (unter dieser Perspektive ist die „gegenseitige Beeinflussung“ geradezu trivial!). Psychische Prozesse sind im Grunde physiologische Prozesse, die lediglich auf einer anderen Abstraktionsebene betrachtet werden. Für die Klienten handelt es sich jedoch nicht um unterschiedliche „Betrachtungsebenen“, sondern um unterschiedliche „Existenzebenen“.

Damit sind die Klienten natürlich dem Konzept einer „psychosomatischen Störung" gegenüber sehr wenig aufgeschlossen; sie halten einen Einfluss vom „Geist" auf den „Körper" für wenig vorstellbar.

Deshalb muss man ihnen manchmal die basalste Information überhaupt nahebringen: dass psychologische Prozesse körperliche Reaktionen auslösen, dass es also eine Beziehung gibt zwischen Psyche und Körper. Dazu sind in der Regel konkrete Beispiele hilfreich, die der Klient anhand seiner eigenen Erfahrung oder auch durch Beobachtungen an anderen gemacht hat. Diese Erfahrungen sollen ihm zeigen, wie eng der Zusammenhang zwischen psychischen Prozessen und körperlichen Reaktionen im Grunde ist.

1. Psychologische Faktoren lösen körperliche Reaktionen aus.

Man kann dem Klienten z.B. sagen: Wenn Sie sich erschrecken, dann passiert ja etwas, was Sie nicht erwartet haben. Sie nehmen etwas wahr, das ganz plötzlich auftaucht. Das ist ein psychischer Vorgang. Aber dieser psychische Vorgang hat körperliche Auswirkungen: Sie zucken zusammen, Ihr Herz beginnt zu rasen, Ihr Atem geht schneller usw. Dadurch sehen Sie, dass ein psychischer Vorgang massive körperliche Auswirkungen haben kann. Der Körper reagiert auf eine Überraschung, auf etwas, was sich in Ihrer Psyche abspielt.

Ein anderes Beispiel: Sie haben ein Rendezvous und warten auf einen Partner. Das ist auch psychisch: Sie sind gespannt, was passieren wird, ob er überhaupt kommt usw., Sie sind vielleicht etwas unsicher, schüchtern u.ä.

Und auch das hat körperliche Auswirkungen: Sie fühlen sich angespannt, Ihr Herz schlägt schneller, vielleicht werden Sie sogar etwas rot und schwitzen ein wenig. Durch diese psychischen Prozesse kommt Ihr autonomes Nervensystem auf Trab, Ihr Hormonsystem wird aktiviert u.a. Psychische Prozesse haben damit Auswirkungen auf den Körper.

Je nachdem, was Sie denken, was Sie wahrnehmen oder erleben, reagiert Ihr Körper:

- Sehen Sie einen spannenden Film, reagiert Ihr Körper angespannt, weil Sie innerlich mitgehen.
- Stehen Sie am Abgrund, dann schlägt Ihr Herz schneller, weil Sie fürchten, Sie könnten herunterstürzen.
- Wenn Sie sich aufregen, weil Sie jemand beleidigt hat, dann geht Ihr Körper in Alarmbereitschaft, usw.

2. Langfristige psychische Prozesse haben langfristige Auswirkungen auf den Körper.

Den zweiten Schritt, den Klienten in Ihrem Verständnis manchmal vollziehen müssen, ist, dass langfristige psychologische Prozesse auch langfristige Auswirkungen auf den Körper haben können.

Beispiel: Wenn eine Prüfung ansteht, dann sind Sie psychisch lange Zeit mit der Prüfung beschäftigt. Sie denken nach, was Sie tun müssen, bereiten sich vor, denken darüber nach, was der Prüfer fragen könnte usw. Psychisch sind Sie aktiviert, in einem besonderen Zustand der Anspannung, der Aufmerksamkeit. Und Sie werden feststellen, dass diese langanhaltende psychische Beschäftigung mit dem Thema Prüfung sich auch langanhaltend auf den Körper auswirkt: Der Körper ist höher aktiviert, die Muskeln haben eine höhere Anspannung, es ist schwieriger, sich zu entspannen; man ist insgesamt leicht nervös, der Blutdruck ist leicht erhöht, man schwitzt mehr, schläft u. U. schlechter, vielleicht hat man auch Verdauungsstörungen u. a.

Der Körper reagiert sensibel auf den psychischen Zustand; und das ist auch richtig und sinnvoll, denn er muss nun ja auch etwas Besonderes leisten. Der Körper muss mehr aushalten, sich mehr konzentrieren, wachsamer sein. Der Körper stellt sich auf den psychischen Zustand ein.

Aus diesem Grunde reagiert der Körper auf langanhaltende psychische Prozesse auch mit langanhaltenden physiologischen Prozessen. Es gibt somit enge Zusammenhänge zwischen psychischen und körperlichen Faktoren.

3. Wie groß die Auswirkungen auf den Körper sind, hängt immer auch von körperlichen Faktoren ab.

Man muss davon ausgehen, dass die Art, Größe und Dauer körperlicher Reaktionen auf psychische Prozesse stark auch von körperlichen Faktoren reguliert sind. So gibt es Personen, die auf Belastungen vornehmlich im Herz-Kreislauf-System reagieren: Ihr Herz schlägt schneller, ihr Blutdruck steigt, ihr Blutdruck schwankt u. ä. Andere reagieren dagegen vornehmlich mit dem Magen-Darm-System: z. B. bekommen sie Durchfall, Verstopfung, Blähungen, Schmerzen, Krämpfe u. Ä. Jeder Mensch reagiert ein wenig anders.

Es gibt auch Personen, die auf starke Belastungen kaum reagieren: Die Systeme sind kaum reagibel. Andere reagieren dagegen bereits auf schwache Belastungen massiv: Ihre Systeme oder auch nur ein bestimmtes Körpersystem sind/ist hoch reagibel. D. h.: Wie schnell, wie langanhaltend und wie heftig der Körper reagiert, hängt *auch* immer vom Körper mit ab.

6.4.3 Informationen über Belastungen und Stress

1. Belastungen

Die wichtigsten psychischen Prozesse, die Einfluss haben auf körperliche Reaktionen sind Belastungen, es ist der sogenannte „Stress“. Stress ist etwas, auf das ein Organismus reagieren muss, was ihn herausfordert, Anforderungen an ihn stellt: Z. B. ist eine Prüfung eine Belastung, ein Stressfaktor, den die Person nicht mehr mit normaler Routine bewältigen kann. Eine Prüfung stellt hohe Anforderungen an Ausdauer, Konzentration, Leistungsfähigkeit, und diese Anforderungen belasten die Person, *und Belastungen wirken immer auch auf den Körper.* Während einer Prüfung sitzt man, man bewegt sich kaum; gefordert ist nur der Kopf, nur die Psyche; und dennoch ist der Körper danach geschafft, denn er hat z.B. durch diese Anforderungen sehr viel Energie verbraucht. Die rein psychische Belastung hat deutlich auf den Körper gewirkt.

2. Je größer die psychische Belastung, desto größer die Wirkung auf den Körper.

Es ist nun so, dass kleine Belastungen in der Regel (je nach Reagibilität der Körpersysteme) auch nur kleine Reaktionen im Körper auslösen. Diese körperlichen Reaktionen sind dann meist so geringfügig, dass keine Krankheiten entstehen. Werden die Belastungen jedoch größer, dann werden auch die körperlichen Reaktionen ausgeprägter, z.B. kommt es

- zu einer Überaktivierung des autonomen Nervensystems;
- zu einer Veränderung der Hormonproduktion, z.B. zur Ausschüttung sogenannter Stresshormone;
- zu einer Veränderung des Immunsystems.

Im Einzelnen kann es kommen zu:

- Erhöhung des Blutdrucks;
- Erhöhung der Herzfrequenz;
- Verstärkung der Magensäureproduktion;
- Beginn von Auto-Immun-Reaktionen u.ä.

Die Stärke der körperlichen Reaktion hängt somit von der Stärke der psychologischen Belastung und von der Reagibilität der Körpersysteme ab. Je größer die psychische Belastung ist, desto stärker reagiert der Körper: Ist eine Prüfung schwierig, droht man durchzufallen, dann reagiert auch der Körper stark, mit Anspannung, roten Flecken, Herzklopfen u.a. Ist die Prüfung dagegen leicht und ist man sicher, dass man besteht, dann bleibt man entspannt: Der Körper reagiert kaum.

Reagiert eine Person auch sonst stark mit dem Magen-Darm-System, ist dieses System also hoch reagibel, dann reagiert es nun auch auf eine Prüfung stark: Mit Durchfall, Schmerzen, Schleimbildung u.ä. Und: Je leichter und schneller das System reagiert, d.h. je reagibler es ist, desto heftiger reagiert es auch schon auf *kleine* Belastungen. D.h.: Menschen mit einem reagiblen Magen-Darm-System können auch schon auf leichte Belastungen mit Durchfall reagieren.

3. Dauer des Stressors

Dauert die Belastung nur kurz an und fällt dann wieder ab, dann nehmen auch die körperlichen Reaktionen wieder ab: Alles normalisiert sich wieder, pendelt sich wieder ein.

Bleibt der Stressor jedoch über lange Zeit bestehen, dann bleiben auch die körperlichen Reaktionen über lange Zeit bestehen. Und: Je länger sie bestehen bleiben, desto länger brauchen sie auch, um wieder abzuklingen. Nach langer Belastung braucht der Körper, auch wenn die Belastung nun vorbei ist, lange Zeit, bis alle Reaktionen wieder im Normalbereich sind.

4. Belastungen beanspruchen die Körpersysteme

Körperliche Reaktionen *beanspruchen* jedoch die Körpersysteme: Diese werden zunehmend erschöpft, werden durch Substanzen angegriffen (z. B. durch Magensäure), machen Veränderungen durch (z. B. werden arterielle Gefäßwände durch hohen Blutdruck geschädigt), verlieren zunehmend ihre Funktion (z. B. kann hoher Blutdruck die linke Herzkammer erweitern, was diese schwächt) u. a. m. Allgemein kann man sagen, dass Belastungen die körperlichen Ressourcen auf die eine oder andere Weise schwächen. Und je schwächer die Organsysteme sind, je mehr sie schon geschädigt sind, je erschöpfter sie sind, desto anfälliger werden sie für Erkrankungen. In Gefäßwänden, die schon geschädigt sind, lagert sich Cholesterin ein, es bilden sich Entzündungen; ist das Herz vergrößert, dann kann es sich nicht mehr so gut selbst versorgen, es wird also weiter geschwächt.

5. Lange Reaktionen schädigen stark

Bleiben nun die Belastungen und damit die massiven körperlichen Reaktionen lange erhalten, dann werden die Organsysteme immer stärker geschädigt. Und irgendwann kommt es zu einer ernsten Erkrankung, einer psychosomatischen Erkrankung, die andauert oder sich im Laufe der Zeit immer weiter verschlimmert.

6. Ressourcen

Ressourcen sind solche körperlichen Faktoren, die Belastungen auffangen: Manche Personen haben sehr stabile Arterien, die einem Bluthochdruck lange standhalten; manche Personen haben jedoch Arterien, die schnell geschädigt sind. D. h., manche Personen zeigen ein sehr hohes Maß an Ressourcen: Sie können körperlichen Reaktionen lange widerstehen. Bei ihnen bilden sich deshalb auch Erkrankungen gar nicht oder erst sehr spät aus: Sie sind widerstandsfähig. Andere Personen weisen dagegen nur geringe Ressourcen auf: Sie können körperlichen Reaktionen *nicht* lange widerstehen, Krankheiten bilden sich vergleichsweise schnell aus. Wie schnell jemand somit bei Belastungen psychosomatische Erkrankungen ausbildet, hängt von seiner Widerstandsfähigkeit ab. *Nicht alle Personen reagieren somit gleich.*

Aber keine Person verfügt über unendliche Ressourcen: Bei massiver Belastung sind Ressourcen immer irgendwann aufgebraucht und der Körper reagiert mit Erkrankungen.

7. Ressourcen führen zu verzögerten Reaktionen

Wenn der Körper durch Belastungen beansprucht wird, dann aktiviert er alle verfügbaren Ressourcen: Zusätzliche Energie wird mobilisiert, das Immunsystem wird aktiviert usw. Durch die Aktivierung dieser zusätzlichen Ressourcen kann der Körper die zusätzlichen Belastungen „abfangen“: Er kompensiert diese Belastungen. Und dies führt oft dazu, dass eine Person, so lange die Belastung andauert, auch *keine* körperlichen Symptome aufweist. Da der Körper die Belastungen durch zusätzliche Aktivierung von Ressourcen „abfedert“, treten *während* der Belastung oft noch gar keine Symptome auf. Lässt die Belastung jedoch nach, dann „schaltet“ der Körper die zusätzliche Aktivierung von Ressourcen „ab“: Die bisher freigesetzte Zusatzenergie wird nicht mehr bereitgestellt, das Immunsystem wird „heruntergefahren“ usw. Da der Körper aber eine Zeit lang Zusatzenergie bereitgestellt hat, sind die Speicher nun ziemlich leer, das System ist erschöpft. Daher treten nun verstärkt Schwierigkeiten auf: Erschöpfung, Symptome, körperliche Reaktionen. Das bedeutet:

- So lange der Körper unter aktueller Belastung steht, treten oft *keine* Symptome auf;
- aber sobald die Belastung „abgeschaltet“ wird, treten Symptome auf.

Daher berichten viele Klienten davon, dass sie Symptome bekommen, wenn sie abends entspannt im Sessel sitzen, wenn sie am Wochenende gar nichts tun, wenn sie gerade im Urlaub angekommen sind - aber *nicht*, während sie aktuell unter Stress stehen!

Dieses Argument ist sehr wichtig, da viele Klienten dieses Phänomen beobachten und daraus schließen, ihre Reaktion könne gar nichts mit Stress zu tun haben, denn dann müsste die Reaktion ja *im Stress* auftreten und nicht in Ruhephasen. Es ist daher wichtig, den Klienten klarzumachen, dass dem nicht so ist: Wenn Symptome *in* Stressphasen auftreten, dann oft deshalb, weil der Körper schon vollständig „ausgepowert“ ist und gar keine Ressourcen mehr aktivieren kann. Ansonsten ist es eher wahrscheinlich, dass körperliche Reaktionen und Symptome *verzögert* auftreten, *nach* dem Stress, sobald man abschaltet und sich erholt.

6.4.4 Informationen über Diathese-Stress und Coping

1. Genetische Faktoren

Klienten mit CEDE vertreten oft dem Therapeuten gegenüber die These, dass ihre Erkrankung *allein* auf genetische Faktoren zurückgeht: Mein Vater hat Colitis gehabt, mein Großvater hat Colitis gehabt, also ist meine Colitis genetisch bedingt. Damit sagen sie auch: „Psychologische Faktoren spielen bei mir keine Rolle. Daher brauche ich auch keine Psychotherapie.“

Der Therapeut sollte nun dem rein genetischen Modell der Klienten ein Diathese-Stress-Modell entgegenstellen. Er sollte deutlich machen: „Ja, Sie haben Recht. Sehr wahrscheinlich gibt es bei Ihrer Erkrankung genetische Anteile. In der Regel bestimmen die genetischen Faktoren, mit welchem Organsystem man reagiert, in Ihrem Fall ist es offenbar der Darm. Genetische Faktoren bestimmen außerdem, dass man mit dem Organsystem besonders heftig oder besonders schnell reagiert. Und wahrscheinlich reagieren Sie nun mit dem Darm besonders schnell, heftig oder langanhaltend. Sie sollten sich jedoch darüber im Klaren sein, dass genetische Faktoren immer nur die Reaktions-*Bereitschaft* bestimmen, das Ausmaß der Reagibilität. Von einer Reaktions-Bereitschaft allein wird man jedoch nicht krank. Es muss immer auch etwas geben, auf das man reagiert. Und in der Regel sind das, wie ausgeführt, Belastungen. Was vererbt wird, ist somit die Bereitschaft, auf Belastungen sensibel zu reagieren. Sollte das bei Ihnen so sein, sollten Sie wirklich auf Belastungen besonders sensibel reagieren, dann sollten Sie Strategien lernen, besonders gut mit Belastungen umzugehen, und wir sollten identifizieren, welche Belastungen Sie haben und versuchen, Ihre Belastungen zu reduzieren."

Der Klient vertritt somit die These: „Meine Krankheit ist genetisch bedingt, ich brauche keine Psychotherapie." Der Therapeut hält dagegen: „Ihre Krankheit ist nur z. T. genetisch bedingt. Und weil Sie diese Reaktions-Disposition aufweisen, brauchen Sie besonders nötig Psychotherapie."

2. Coping

Man muss den Klienten mit CEDE in diesem Zusammenhang auch deutlich machen, dass der Zusammenhang zwischen Belastungen und körperlichen Reaktionen auch durch Coping-Prozesse moderiert wird. Ob Belastungen oder wie stark Belastungen sich nun körperlich auswirken, hängt auch davon ab, wie gut eine Person mit diesen Belastungen umgehen kann, d. h. wie gut sie diese Belastungen bewältigt. Manche Personen verfügen über gute Strategien, um mit Belastungen fertig zu werden, wir nennen diese Strategien Coping-Strategien. Z. B. kann eine Person

- den Stress gut im Büro lassen, gut abschalten;
- gut für eigene Entspannung und Erholung sorgen;
- gut durch gezielte Entspannung ihre körperlichen Reaktionen „runterfahren" u. ä.

Somit hängen die körperlichen Reaktionen auch vom Ausmaß des Coping ab: „Wir sollten daher auch analysieren, über welche solcher Strategien Sie verfügen und ob wir Ihre Strategien nicht noch verbessern können, denn: Coping-Strategien kann man in der Psychotherapie lernen."

6.4.5 Informationen über die Natur des Stresses

1. Stress ist zum größten Teil internal

Klienten suchen Stressfaktoren meist in der Umwelt, finden dort aber nur wenig und sagen dann dem Therapeuten: „Ich habe keinen Stress“, oder: „Ich habe nicht mehr Stress als andere“. Sie sehen nicht, dass die meisten Stressfaktoren internal, hausgemacht, psychologisch sind. Es ist jedoch von großer Bedeutung, Klienten dies klarzumachen, denn ansonsten folgen sie einem falschen Suchmodell, mit dessen Hilfe sie niemals fündig werden können.

„Die meisten Menschen denken bei Stress an äußeren Stress: An einen lauten Arbeitsplatz, an Hektik, an Termindruck u.Ä. Solche *äußeren* Stressfaktoren spielen natürlich oft auch eine Rolle. Unserer Erfahrung nach sind die meisten Stressfaktoren, die eine Rolle spielen, jedoch internale Faktoren, Faktoren, die sich in der Person selbst abspielen. Das bedeutet wiederum nicht, dass die Person gestört ist oder eine „Macke“ hat. Es handelt sich dabei vielmehr um ganz normale psychische Strategien, die sich jedoch leider etwas ungünstig auswirken. Daher ist es wichtig, diese ungünstigen Strategien zu identifizieren und sie durch günstigere Strategien zu ersetzen.“

Bei solchen inneren Prozessen handelt es sich oft um ungünstige Überzeugungen einer Person, die eine hohe Belastung erzeugen können. Beispiel: „Nehmen Sie einmal zwei Personen A und B, die beide in der gleichen Firma arbeiten. Beide machen vergleichbare Arbeit. Zu beiden kommt eines Morgens die Sekretärin des Chefs und sagt: Der Chef will Sie heute morgen sprechen. Die äußere Situation ist also für beide Personen völlig gleich.

Nun nehmen wir einmal an, Person A hat die Überzeugung, gute Arbeit zu machen, über gute Fähigkeiten zu verfügen, kompetent zu sein, viel von der Arbeit zu verstehen und daher auch gute Ergebnisse abzuliefern. Als die Sekretärin ihm sagt, er solle zum Chef kommen, denkt er: „Dem Chef ist aufgefallen, wie gut meine Arbeit ist, er will mich sicher loben!?“ Was glauben Sie, mit welchem Gefühl Person A zum Chef geht?“

Der Klient kann erkennen, dass A völlig entspannt ist, sich auf das Gespräch freut, nicht belastet ist, nicht unter Stress steht.

„Nun stellen Sie sich mal vor, Person B macht seine Arbeit genauso gut wie A, hat aber von sich selbst ganz andere Überzeugungen. So denkt B, dass er unintelligent sei, wenig von seiner Arbeit verstehe, inkompetent sei. Daher glaubt er, schlechte Arbeit abzuliefern und als er hört, dass er zum Chef kommen soll, denkt er: „Dem sind Fehler in meiner Arbeit aufgefallen. Er wird mich heftig kritisieren.“ Was glauben Sie, mit welchem Gefühl Person B zum Chef geht?“

Der Klient kann hier erkennen, dass die Person B Angst hat, dass sie angespannt ist, dass sie massiv belastet ist und unter starkem Stress steht. Da die objektiven

Situationen für beide Personen gleich sind, kann die unterschiedliche Stress-Reaktion nur auf psychische Faktoren zurückgehen.

2. Stress ist individuell

Klienten kommen zu Therapiebeginn oft mit dem Argument, in der Firma habe Müller doch genau den gleichen Stress und der reagiere nicht mit CEDE. Folgerung: „Also kann meine Erkrankung nichts mit Stress zu tun haben, also hat sie gar nichts mit meiner Psyche zu tun, also ist es eine rein körperliche Erkrankung."

Der Therapeut muss dem Klienten deutlich machen, dass nicht der „objektive" Stress entscheidend ist, sondern die Interpretation! Damit ist der objektive Stress für verschiedene Personen keineswegs gleich stressend! Verschiedene Personen interpretieren die gleiche Situation anders und reagieren deshalb auch anders: Einige reagieren gestresst, andere nicht.

„Viele Menschen glauben, dass es der objektive Stress ist, der belastend wirkt, und dass alle Menschen auf den gleichen objektiven Stress auch völlig gleich reagieren. Tatsächlich stimmt das aber nicht. Wichtig ist, was eine Person aus der Belastung macht! Nehmen Sie z.B. zwei Personen A und B, die die gleiche Prüfung machen müssen. A denkt, dass er die Prüfung schaffen wird, sorgt für Entspannung und Ausgleich, kann abends abschalten, sich erholen, denkt auch nicht pausenlos über die Prüfung nach. B glaubt jedoch, die Prüfung nur mit Glück zu schaffen, denkt deshalb pausenlos nach, kann nicht abschalten, nicht entspannen, kann nicht für Ausgleich sorgen. A wird vor der Prüfung wenig gestresst sein, B dagegen wird massiv gestresst reagieren. Es ist also nicht das objektive Ereignis, das uns stresst, sondern das, was wir aus dem Ereignis machen, unsere Interpretation des Ereignisses. Und da verschiedene Personen das gleiche Ereignis völlig unterschiedlich interpretieren können, reagieren sie auch völlig unterschiedlich darauf."

3. Stress ist meist unscheinbar und kumulativ

Viele Personen meinen mit Stress eine ganz große Belastung. Sie meinen, wenn sie belastet sind, dann müsste es auch *die* eine große Belastung geben, die man auch leicht erkennen können müsste. Diese Annahme trifft jedoch meist nicht zu. Natürlich gibt es manchmal auch die eine große Belastung, aber das ist die Ausnahme. In der Regel kommt die Belastung einer Person dadurch zustande, dass sich viele ganz kleine oder mittlere Belastungen summieren: Sie kommen zusammen und bilden dann zusammen eine große Belastung, z.B.:

- Konflikte mit Arbeitskollegen,
- Termindruck,
- Kritik vom Chef,
- kleiner Ehestreit,

- Ärger mit dem Auto,
- schlechte Noten der Tochter usw.

Das hat zur Folge, dass die Person die einzelnen, kleinen Belastungen gar nicht ernst nimmt, denn jede für sich würde ja auch gar nichts ausmachen! Wenn man die Person dann fragt, ob sie Stress hat, dann sieht sie kleine Belastungen, von denen jede einzelne trivial ist und antwortet infolgedessen: „Nein, ich habe keinen Stress."

Beispiel: „Stellen Sie sich mal zwei Personen vor, A und B. A und B machen im Laufe des Vormittags sehr unterschiedliche Erfahrungen. A erlebt eine Folge von positiven Dingen, die, jede für sich, recht unscheinbar sind. B erlebt eine Serie von negativen Dingen, die ebenfalls, jede für sich, unerheblich sind.

A steht morgens auf, findet sofort seine warmen Pantoffeln, er geht ins Bad, die Dusche ist angenehm warm, das Shampoo riecht gut, das Duschgel zerläuft angenehm auf der Haut, das Handtuch ist mit Lenor gewaschen und schmeichelt der Haut, das Rasieren geht gut von der Hand, er findet seine Sachen sofort und zieht sich an. Er geht nach unten, seine Frau empfängt ihn freundlich mit einem Kuss, der Milchkaffee ist köstlich, der Toast goldbraun, die leckere Marmelade zerläuft auf dem Brot. Er hört von seiner Tochter, dass sie in Mathe eine 2 geschrieben hat, verabschiedet sich von seiner Familie und steigt ins Auto. Das Auto springt sofort an, er gleitet aus der Ausfahrt, genießt die Sonne und fährt auf die Autobahn. Der Verkehr läuft reibungslos und er hört Beethovens Fünfte, deren „Ankunft auf dem Lande" er besonders liebt. Die Heizung sorgt für eine behagliche Wärme und er genießt den gleichlaufend ruhigen Motor. Bei Ankunft an der Firma findet er sofort einen Parkplatz vor der Tür, die Sekretärin des Chefs begrüßt ihn freundlich und sagt ihm, er solle mal zum Chef kommen.

B steht morgens auf und stolpert zunächst über den Hund, fällt und schlägt sich den Ellenbogen an, er findet seine Pantoffeln nicht, er geht ins Bad, die Dusche ist nur lauwarm, das Shampoo ist leer und das Duschgel ist kalt; das Handtuch ist rau und kratzig und scheuert; beim Rasieren schneidet er sich, er muss erst seine Sachen zusammensuchen, bevor er sich anziehen kann. Er geht nach unten, seine Frau ist muffelig und nörgelt ihn an, aus Versehen schüttet er Salz in den Kaffee, die Milch ist schlecht, der Toast ist angebrannt, die Butter ist hart und die Marmelade schmeckt auch nicht. Er hört von seiner Tochter, dass sie in Mathe eine 5 geschrieben hat, kann sich nicht verabschieden, da seine Frau unauffindbar ist, kriegt nach langem Mühen die Garage auf und steigt ins Auto. Das Auto springt erst nach dem zehnten Versuch an, beim Ausfahren fährt er fast den Postboten um, die Sonne blendet ihn und er fährt auf die Autobahn. Der Verkehr läuft stockend und das Radio ist mal wieder kaputt. Die Heizung liegt in den letzten Zügen und der stotternde Motor beunruhigt ihn. Bei Ankunft in der Firma findet er keinen Parkplatz, muss weit laufen und die Sekretärin des Chefs muffelt ihn an und sagt ihm, er solle mal zum Chef kommen."

4. Eine Person blendet Belastungen aus dem Bewusstsein aus

Es gibt noch einen wesentlichen Grund, warum eine Person existierende Belastungen nicht mehr bemerkt. Das liegt daran, dass der Organismus Belastungen aus dem Bewusstsein ausblendet. Der Körper passt sich an Belastungen an, nimmt Belastungen nicht mehr als solche wahr.

Wenn man z.B. eine Prüfung macht, dann denkt man meist nicht mehr darüber nach, wie angespannt man ist, man nimmt nicht mehr wahr, dass man erschöpft ist und eigentlich dringend eine Pause machen möchte. Man nimmt nicht wahr, dass man zusätzliche Energien mobilisiert; der Körper hat sich an die Belastung angepasst und diese wird „normal".

Wenn man an eine laute Straße zieht, dann fühlt man sich zuerst in seinem Schlaf gestört. Nach einiger Zeit jedoch hört man den Lärm gar nicht mehr und kann auch wieder schlafen: Der Körper hat sich an den Lärm gewöhnt und „blendet ihn aus". Macht man mit solchen Personen jedoch physiologische Messungen der Schlafqualität, dann sieht man deutlich: Der Körper reagiert auch weiterhin auf den Lärm, die Schlafqualität ist auch weiterhin deutlich schlechter als ohne Lärm. Der Körper reagiert damit weiterhin auf die Belastung, steht weiterhin unter Stress. Das einzige, was sich geändert hat, ist: Der Körper nimmt den Stress nicht mehr wahr.

Dies zeigt:

- Der Körper passt sich an Stress an, indem er die Belastungen nicht mehr wahrnimmt, ausblendet.
- Der Körper steht jedoch auch weiterhin unter Stress; die Ausblendung bedeutet *nicht*, dass keine Belastung mehr existiert.

5. Die Einschätzungen der eigenen Belastungen sind daher unvalide

Damit wird aber die subjektive Einschätzung der Belastung unzuverlässig: Die Person *glaubt*, gar keinen Stress mehr zu haben, aber diese Einschätzung ist *falsch*. Der Stress existiert weiterhin, er wird nur nicht mehr wahrgenommen. Und daher behaupten auch viele Personen, die tatsächlich unter starker Belastung stehen, sie hätten gar keinen Stress, sie hätten nicht mehr Stress als andere und alles sei in bester Ordnung. Einer solchen Einschätzung *kann man jedoch nicht trauen:* Sie kann stimmen, aber sie muss nicht stimmen. Die Person kann sich in der Einschätzung ihrer Belastungen vollständig täuschen.

Kapitel 7 Vermeidung und der therapeutische Umgang mit Vermeidung

7.1 Vermeidung als ein zentrales Charakteristikum des Prozessverhaltens bei Klienten mit PVS

Eine massive Vermeidung ist charakteristisch bei *allen* Klienten mit PVS, gleichgültig, ob sie eine manifeste psychosomatische Erkrankung aufweisen oder nicht. Sie vermeiden es, Probleme zu benennen, zu definieren, zu klären oder zu bearbeiten.

Daher ist eine Bearbeitung der Vermeidung die Methode, die ein Therapeut als erstes anwenden muss, um überhaupt sinnvoll therapeutisch arbeiten zu können.

7.2 Therapeutische Bedeutung der Vermeidung

Spielen beim Klienten im Therapieprozess Vermeidungstendenzen und Vermeidungsstrategien eine zentrale Rolle, dann blockieren sich die Klienten in sehr massiver Weise hinsichtlich einer konstruktiven Klärungsarbeit. Die Klienten sind dann auch nicht in der Lage, Bearbeitungsangebote der Therapeuten umzusetzen: Ssie internalisieren ihre Perspektive nicht, wenn der Therapeut dies anregt; sie weichen einer Aktivierung affektiver Schemata systematisch aus; sie wechseln das Thema, sobald sie in relevante, klärungsbedürftige Bereiche geraten usw. *Dies alles bedeutet, dass eine therapeutische Arbeit auf der Inhaltsebene nicht möglich ist:* die auf Inhaltsbearbeitung abzielenden Interventionen der Therapeuten „verpuffen"; der Therapeut dringt nicht durch, er kann das Verarbeitungssystem des Klienten nicht verändern. Daher ist ein konsequenter und konsistenter Wechsel der Bearbeitungsebene nötig: *Nicht der Inhalt und die Klärung, sondern die dysfunktionale Problembearbeitung und deren Gründe stehen nun im Zentrum der therapeutischen Arbeit. Die Bearbeitung der Inhalte geht über eine „Bearbeitung der Bearbeitung".*

7.3 Was ist Vermeidung?

Vermeidungsprozesse spielen im Therapieprozess eine große Rolle: Sie können Klärungsprozesse stark erschweren und damit auch die Repräsentation und Bearbeitung von Schemata. Daher ist es von großer Bedeutung, dass Therapeuten in der Lage sind, adäquat mit Vermeidung umzugehen diese zu bearbeiten und damit zu reduzieren (vgl. Sachse, 1995a, 1995b, 1995c, 1997a, 1997b, 1998, 2003, 2006a).

> Vermeidungsverhalten ist definiert als ein Verhalten, bei dem ein Klient systematisch versucht, einem Objekt oder einem Inhalt auszuweichen, sich ihm nicht anzusetzen und sich nicht damit zu konfrontieren.

In einem Klärungsprozess bedeutet Vermeidung, dass ein Klient einem bestimmten Inhalt oder Thema ausweicht und versucht, sich nicht damit zu konfrontieren: Der Klient wechselt das Thema, „verliert den Faden", geht nicht auf eine Frage ein usw.: Der Klient versucht systematisch, einem bestimmten Inhalt auszuweichen. Das Vermeidungsverhalten ist dabei bisweilen beim Klienten *hoch automatisiert*, d.h. oft ist dem Klienten selbst nicht mehr klar, dass er die Auseinandersetzung mit bestimmten Inhalten systematisch vermeidet und damit ggf. zur Aufrechterhaltung seiner Probleme beiträgt.

Die Konsequenzen dieses Verhaltens sind klar: *Der vermiedene Inhalt kann nicht geklärt werden! Vermeidung steht damit einer Klärung entgegen. Und damit gilt: Vermeidung konserviert das Problem!*

Klienten vermeiden im Therapieprozess meist die Inhalte dysfunktionaler Schemata, da diese besonders stark peinlich, unangenehm und hochgradig mit aversiven Affekten oder Emotionen besetzt sind, bzw. sie vermeiden solche Inhalte, deren Verfolgung zu relevanten Schema-Inhalten führen könnte: Dabei kann eine Vermeidung schon früh einsetzen, schon bei der Definition eines Problems oder aber erst sehr spät, kurz bevor der eigentliche Schema-Inhalt deutlich wird. Das Ausmaß der Vermeidung, sowie der Zeitpunkt des Einsetzens kann dabei auf einem Kontinuum betrachtet werden: Klienten weisen ein unterschiedlich hohes Ausmaß an Vermeidung auf, es gibt dabei sowohl störungsspezifische als auch individuelle Unterschiede. Vermeidungsprozesse können dabei sowohl hoch automatisiert ablaufen oder auch vom Klienten mehr oder weniger bewusst und intentional in einer bestimmten Therapiephase eingesetzt werden, um sich mit bestimmten Inhalten, Gedanken, Affekten oder Emotionen nicht auseinandersetzen zu müssen.

Durch die Vermeidung können dann aber gerade die relevanten Schemata nicht geklärt werden: Durch die Vermeidung kann das Schema nicht repräsentiert und damit nicht verändert werden, d.h.: *Vermeidung konserviert das Problem!*

Daher ist es im Therapieprozess außerordentlich wichtig, dass Therapeuten konstruktiv mit Vermeidung umgehen können: Denn Therapeuten können Vermeidung nicht einfach zulassen, denn tun sie es, akzeptieren sie eine Stagnation des Klärungsprozesses! Daher befasst sich dieses Kapitel mit therapeutischen Strategien zum Umgang mit Vermeidung.

Betrachtet man die Prozesse der Klärung dysfunktionaler Schemata bei Klienten, dann wird deutlich, dass man annehmen muss, dass diese Prozesse für Klienten ambivalent sind:

Auf der einen Seite will der Klient (in mehr oder weniger ausgeprägtem Ausmaß) die Inhalte seiner Schemata wissen: Er hat erkannt, dass das Schema relevant ist, er will das Schema endlich kennen, verstehen und ändern. Dies erzeugt somit eine *Annäherungstendenz* an eine Klärung, die vom Therapeuten auch deutlich unterstützt wird.

Auf der anderen Seite bedeutet Klärung aber, dass der Klient sich mit den unangenehmen Schema-Inhalten konfrontieren und auseinandersetzen muss: Und die Schema-Inhalte sind, geradezu per definitionem, negativ, z. T. peinlich, selbstwertbelastend, (mehr oder weniger hoch) aversiv. Dies erzeugt aber eine (mehr oder weniger starke) *Vermeidungstendenz*.

Nach dem klassischen Konfliktmodell von Dollard & Miller (1950; vgl. Abbildung 4) kann man nun annehmen, dass beide Tendenzen mit der Annäherung an das „Ziel“, die Klärung des Schemas, zunehmen; dabei sollte aber die Vermeidungstendenz stärker zunehmen als die Annäherungstendenz.

Der Schnittpunkt beider Linien ist der Konflikt-Punkt: Annäherungs- und Vermeidungstendenz sind gleich stark. Um den Konflikt-Punkt herum kann man den *„Konfliktbereich“* definieren. Vor dem Konfliktbereich ist die Annäherungstendenz größer als die Vermeidungstendenz: Der Klient bewegt sich auf das Ziel „Klärung“ zu. Im Konfliktbereich wird diese Bewegung aber „gebremst“: Es beginnt ein Vermeidungsverhalten. Der Klient setzt Interventionen des Therapeuten nicht mehr um, er folgt den Prozessdirektiven des Therapeuten nicht mehr, er beantwortet

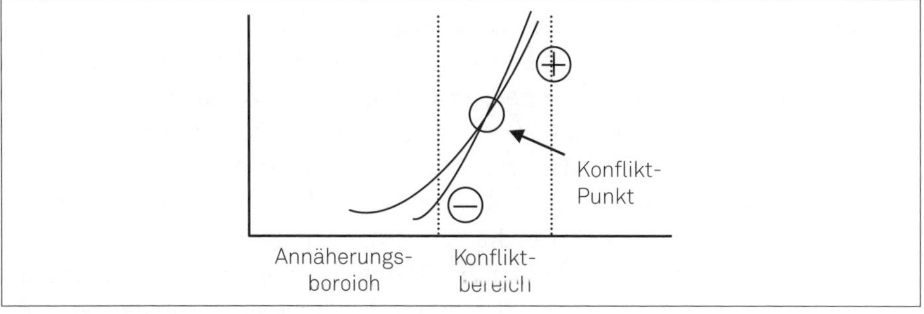

Abbildung 4: Konfliktmodell

Fragen nicht mehr usw.: Der Klärungsprozess stagniert. Daher ist der Konfliktbereich der *Vermeidungsbereich: Tritt ein Klient in diesen Sektor ein, beginnt aktives Vermeidungsverhalten, der Klient beginnt, Vermeidungsstrategien zu realisieren!*

7.3.1 Vermeidung ist ein normaler Prozess

Vermeidung ist ein normales Verhalten: *Jede Klärung führt irgendwann in den Vermeidungsbereich. Vermeidung ist ein völlig normaler Prozess bei der Klärung dysfunktionaler Schemata.*

Solange der Klient sich im „Annäherungsbereich" befindet, folgt er den Interventionen des Therapeuten, so gut er kann: Hier verläuft der Klärungsprozess sozusagen „ideal": Der Klient setzt Interventionen des Therapeuten um, vertieft, schreitet im Prozess voran; sobald der Klient aber in den Vermeidungsbereich eintritt, ändert sich der Prozess. Der Klient setzt nun Interventionen nicht mehr ohne Weiteres um, er stockt, spürt die Tendenz, sich nicht weiter auf den Prozess einzulassen, den Prozess zu stoppen: Was resultiert sind unterschiedliche Strategien der Vermeidung, z. B.

- Antworten der Klienten der Art: „Ich weiß nicht."
- Fragen beantworten, die der Therapeut gar nicht gestellt hat.
- Relativieren, Bagatellisieren usw.

> Wie früh ein Klient im Klärungsprozess vermeidet und wie stark er dies tut, hängt von verschiedenen Faktoren ab, z. B.:
> - schätzt ein Klient einen Inhalt als stark selbstwertbedrohlich ein, dann vermeidet er eher stark und früh: Der Inhalt wird dann als sehr aversiv wahrgenommen.
> - schätzt der Klient seine eigenen Ressourcen und Bewältigungsmöglichkeiten als hoch ein, dann vermeidet er wenig und erst spät: In diesem Fall traut er sich eine Konfrontation mit aversiven Inhalten zu.
> - hat ein Klient hohes Zutrauen in die Fähigkeiten des Therapeuten und ist die „Therapeut-Klient-Beziehung" gut, vermeidet er eher wenig und spät.

Ängstliche Klienten, die sich wenig zutrauen, werden somit relativ früh mit Vermeidung beginnen; Klienten, die sich „stark fühlen" erst relativ spät: *In der Regel gerät aber jeder Klient früher oder später in Vermeidung.* „Vermeidung" ist damit nichts Besonderes, sondern ein *normaler* Teilprozess eines Klärungsprozesses: Therapeuten müssen in jedem Fall konstruktiv damit umgehen. Wie stark sie sich dabei auf die therapeutische Bearbeitung von Vermeidung konzentrieren müssen, hängt allerdings davon ab, wie früh die Vermeidung im Klärungsprozess einsetzt und wie ausgeprägt sie ist: Hier gibt es bei Klienten sehr deutliche Unterschiede. Manchmal ist es nur nötig, dass ein Therapeut die Annäherungstendenz des Klienten steigert, z. B. indem er betont, dass der Klient die Inhalte wirklich wissen will und sich trauen kann (der Therapeut betont sein Zutrauen in die Stärke des Klienten). In vielen Fällen ist es jedoch nötig, eine systematische *„Bearbeitung der Bearbeitung"* zu initiieren.

7.3.2 Die „Bearbeitung der Bearbeitung"

Bei starker Vermeidung muss ein Therapeut die Vermeidung des Klienten in den Fokus der Therapie nehmen, er muss die Vermeidung des Klienten systematisch bearbeiten: Wir nennen dies die „Bearbeitung der Bearbeitung".

Zeigt ein Klient hohe Vermeidung und ein Therapeut realisiert nur „normale" Klärungsinterventionen, dann *gelingt* dem Klienten meist eine Vermeidung: Der Therapeut veranlasst den Klienten dann *nicht*, an den vermiedenen, „heißen" Inhalten „dranzubleiben". Damit ändert sich aber die Vermeidung auch nicht: Der Klärungsprozess stagniert.

Nötig ist es, dass ein Therapeut den Klienten „im Konfliktbereich hält" (Martin, 1972): Denn nur dann, wenn der Klient immer wieder und wieder veranlasst wird, sich mit den aversiven Inhalten zu konfrontieren, kann er korrigierende Erfahrungen machen:

- Er kann erkennen, dass er die aversiven Inhalte doch aushalten kann.
- Er kann erkennen, dass er nicht von Affekten und Emotionen „überschwemmt" wird.
- Er kann erkennen, dass er sich den unangenehmen Inhalten durchaus stellen und sie bearbeiten kann.

Der Klient lernt, dass die aversiven Inhalte nicht wirklich bedrohlich, sondern bearbeitbar sind, dass man sich ihnen stellen, sie klären und sie verändern kann – aber *nur dann*, wenn der Therapeut den Klienten *nicht vermeiden lässt*, sondern ihn immer wieder und immer wieder mit den Inhalten konfrontiert: Dosiert, aber konsequent, hält der Therapeut den Klienten am Konfliktbereich! Der Klient will ausweichen, der Therapeut führt ihn zurück; der Klient will vermeiden, aber der Therapeut sagt: Gucken Sie hin! Der Therapeut steuert systematisch gegen die Vermeidung des Klienten an: Und dies macht er u.U. sehr, sehr lange, solange, bis der Klient bemerkt, dass er eigentlich gar nicht vermeiden muss! Dabei macht der Therapeut auf der Beziehungsebene immer wieder deutlich,

- dass er den Klienten fördern, nicht ärgern will;
- dass er es für notwendig hält, dass der Klient sich mit den Inhalten konfrontiert und dass es dazu keine Alternative gibt, wenn er sein Schema klären möchte bzw. seine Probleme konstruktiv bearbeiten will;
- dass er dem Klienten *zutraut*, sich mit den Inhalten zu konfrontieren;

- dass er den Klienten unterstützt und nicht allein lässt;
- dass er von einer Konfrontation deutliche therapeutische Fortschritte erwartet usw.

Dabei arbeitet der Therapeut immer „an der Kante des Möglichen“: Er übt so viel Druck aus, wie der Klient eben aushalten kann, lässt dem Klienten auch „Pausen“ und „Auszeiten“, wenn dieser sie benötigt, hält den Klienten aber immer wieder am Inhalt bzw. führt ihn nach „Ausweichmanövern“ des Klienten auf den Inhalt zurück. Auf der Ebene von Inhalten führt der Therapeut damit eine systematische Reizkonfrontation durch: Der Klient muss sich in einem vertrauensvollen therapeutischen Rahmen aversiven Inhalten stellen.

Dieses Vorgehen reduziert die Vermeidung sehr effektiv: Nach einiger Zeit bemerken die Klienten, dass die aversiven Inhalte nicht so bedrohlich sind, wie sie angenommen haben, dass sie selbst doch stärker sind, als sie vermutet haben und dass sie „dem Drachen durchaus ins Auge schauen können“. Dann verschiebt sich der Vermeidungsgradient nach rechts und wird flacher: Der Klärungsprozess bewegt sich wieder und der Klient kann das Schema schließlich rekonstruieren. In diesem Kapitel wollen wir näher beschreiben, durch welche Vorgehensweisen Therapeuten Klienten dazu bringen, ihre Vermeidungen zu reduzieren und ihre Klärungsprozesse weiterzuführen.

7.3.3 Klienten mit hoher Vermeidung

Vermeidung tritt, wie schon gesagt, in allen Klärungsprozessen auf und Klienten unterscheiden sich stark im Ausmaß von Vermeidung, unabhängig davon, mit welcher Problematik und Störung sie eine Therapie aufsuchen.

Nun gibt es jedoch auch störungsspezifische Unterschiede und damit Klienten, die von vornherein schon zu Therapiebeginn ein extrem hohes Ausmaß an Vermeidung realisieren (vgl. Abbildung 5). Prototypisch dafür sind in der Regel Kli-

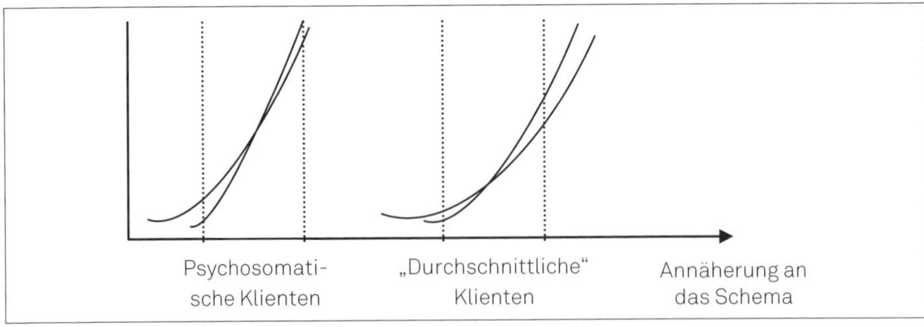

Abbildung 5: Frühe und späte Vermeidung

enten mit psychosomatischen Störungen (Sachse, 2006a). Diese Klienten vermeiden nicht erst relativ spät im Prozess, sondern schon sehr früh.

Schon bei der Beschreibung von Problemen oder der Suche nach paradigmatischen Situationen kann hier massive Vermeidung auftreten: Therapeuten müssen somit *von Anfang der Therapie an konstruktiv mit Vermeidung umgehen und diese aktiv bearbeiten*: Tun sie dies nicht, gelangen die Klienten überhaupt nicht zu konstruktiven Klärungsprozessen. Daher spielt die *Bearbeitung von Vermeidung* bei Klienten mit psychosomatischen Störungen eine extrem große Rolle in der Therapie: Therapeuten müssen hier über 5–15 Stunden systematisch eine Bearbeitung der Bearbeitung realisieren, bevor ein nennenswerter Klärungsprozess überhaupt stattfinden kann (vgl. Sachse, 1995a, 2003).

Ein störungsspezifisch hohes Ausmaß an Vermeidung findet sich außerdem häufig bei Klienten mit Persönlichkeitsstörungen, da diese in der Regel eine hohe „Ich-Syntonie“ aufweisen, und die Klienten sich selbst meist nicht „als Teil des Problems“ wahrnehmen (Sachse, 2006b). Klienten mit Persönlichkeitsstörungen müssen daher im Therapieprozess erst durch spezielle therapeutische Strategien die Einsicht erlangen, dass sie aufgrund frustrierter Motive und Grundbedürfnisse in ihrer Biographie dysfunktionale Strategien „erlernt“ haben, die nun „Teil Ihrer Problematik“ sind. Dieser Erkenntnisprozess, der auf Grundlage einer komplementären Beziehungsgestaltung auch therapeutische Konfrontationen beinhaltet, kann ebenfalls zu Vermeidungstendenzen beim Klienten führen. Zum einen sind Klienten zu Therapiebeginn in der Regel nicht motiviert, an den dysfunktionalen interaktionellen Strategien zu arbeiten, eben weil diese zunächst nicht als Teil des Problems erkannt werden. Klienten versuchen stattdessen häufig automatisch, ihr System mit Hilfe des Therapeuten „zu stabilisieren“, d.h. wirken damit einem Veränderungsprozess entgegen. Zum anderen ist wiederum der Selbsterkenntnisprozess, d.h. die Einsicht in das dysfunktionale eigene Verhalten, zunächst in der Regel von unangenehmen Affekten und Emotionen begleitet, die die Vermeidungstendenzen beim Klienten erhöhen.

Vermeidungsstrategien können bei Klienten mit Persönlichkeitsstörungen auch „Teil der Spielebene“ sein (Sachse, 2001), d.h. aufgrund bestimmter Images und Appelle, die der Klient realisiert, „eingesetzt“ werden, z.B. um den Therapeuten dazu zu bringen, für den Klienten „zu arbeiten“, Verantwortung für den Klienten zu übernehmen, ihn „zu retten“ und ähnliches. Auch dies dient dazu, das eigene System zu stabilisieren, führt aber beim Klienten unerkannt oft zu massiven innerpsychischen und interaktionellen Problemen und muss daher mit dem Klienten bearbeitet werden. An dieser Stelle soll betont werden, dass Klienten dies natürlich nicht mit Absicht tun oder weil sie den Therapeuten ärgern wollen, sondern weil diese „erlernten“ Strategien in der Biographie vermutlich die einzige Möglichkeit für die Klienten dargestellt haben, eine Befriedigung ihrer Grundbedürfnisse und Motive realisieren zu können.

7.3.4 Bewusste und automatische Vermeidung

Man kann annehmen, dass Klienten, die massiv vermeiden und dies schon lange tun, ihre Vermeidungsprozesse in sehr hohem Maße automatisiert haben: Sie vermeiden nicht mehr bewusst-intentional, indem sie aktuell merken, dass sie sich unangenehmen Inhalten nähern und sich dann entscheiden, diesen Inhalten auszuweichen, sondern sie haben gelernt, *allen* Inhalten auszuweichen, die auch nur annähernd problematisch werden *könnten: Diese Vermeidung ist hoch automatisiert, läuft nicht mehr über bewusste Entscheidungsprozesse und dem Klienten ist sehr wahrscheinlich überhaupt nicht mehr bewusst*, dass sie überhaupt vermeiden. Die Vermeidung verläuft schnell, hoch effektiv und völlig am Bewusstsein vorbei.

Man muss davon ausgehen, dass dies bei Klienten mit psychosomatischen Störungen der Fall ist: Die Klienten vermeiden damit sehr schnell, ohne große Verarbeitungsprozesse, hoch automatisiert: Und daraus folgt, dass man den Klienten die Tatsache der Vermeidung wieder bewusst machen sollte und es ihnen ermöglichen sollte, ihre Vermeidung wieder unter bewusste Kontrolle zu bekommen, sodass sie sich wieder dafür *entscheiden* können, auf Vermeidung zu verzichten. Daher ist es hier wichtig, dass ein Therapeut nicht nur „gegensteuert". Vielmehr muss er die Vermeidung als solche transparent machen, er muss *deutlich machen*, dass der Klient vermeidet und der Klient muss lernen, sich mit den Gründen seiner Vermeidung auseinanderzusetzen und sie zu reduzieren.

Es gibt eine Reihe sehr unterschiedlicher Strategien, mit deren Hilfe ein Klient zu verhindern versuchen kann, sich mit eigenen Problemanteilen auseinander zu setzen: *Klienten weisen damit systematische Vermeidungsstrategien auf.* Diese Strategien setzen an unterschiedlichen Stellen an und arbeiten mit sehr unterschiedlichen Mitteln. Nach diesen Ansatzpunkten oder Vorgehensweisen, die in den jeweiligen Strategien impliziert sind, kann man diese Strategien zusammenfassen.

Es gibt Vermeidungsstrategien, die relativ „früh" ansetzen: sie versuchen bereits bei einer Problembeschreibung, das Problem so zu definieren oder zu konstruieren, dass sich keine Fragen oder Fragestellungen ergeben oder ergeben könnten, die auf internale Determinanten gerichtet sind. Das Problem erscheint dann so, dass eigene Anteile des Klienten gar keine oder keine nennenswerte Rolle spielen, so dass eine Betrachtung, eine Klärung, Bearbeitung dieser Anteile unnötig, ja geradezu sinnlos oder falsch erscheint. Diese Strategien verhindern somit bereits, dass man *Ansatzpunkte* für eine explizierende Arbeit findet. Folgt ein Therapeut diesen Konstruktionen (hält er sie für plausibel, stimmt er ihnen implizit zu), dann erübrigt sich von vornherein eine klärende Arbeit. Die Vermeidung setzt daher „früh" an, sie verhindert bereits jeden Einstieg in eine Klärungsarbeit. Einige, besonders prominente Strategien dieses Typs sollen nun behandelt werden.

Einige Vermeidungsstrategien dienen dazu, eine schon begonnene Klärungsarbeit zu blockieren oder zu „entschärfen": Die Klienten haben sich hier schon auf eine Betrachtung internaler Determinanten eingelassen, lassen aber eine Öffnung nur bis zu einem bestimmten Punkt zu. Wird ihnen der Prozess „zu gefährlich", „zu heiß", d.h., antizipieren sie bei einer Weiterführung des Prozesses schmerzliche Erfahrungen, dann blockieren sie den Prozess oder aber lenken die Bearbeitung auf weniger gefährliche Bereiche.

Ein therapeutischer Umgang mit den geschilderten Strategien erfordert von Therapeuten nicht nur ein schnelles Erkennen und ein schnelles Handeln. Es erfordert von Therapeuten oft auch ein Handeln, das systematisch gängige Alltags-Konventionen der Kommunikation verletzt. Anstatt dass sich ein Therapeut mit einer ausweichenden Antwort zufriedengibt, fragt er nach. Ist die Antwort ausweichend, fragt er wieder nach usw. Der Therapeut konfrontiert den Klienten hier mit seinem Vermeidungsverhalten und das ist dem Klienten natürlich nicht angenehm. Und der Therapeut, der dies tut, weiß und spürt, dass es dem Klienten unangenehm ist, muss dem Klienten aber dennoch seine eigenen Strategien bewusstmachen. Wir sehen häufig in der Supervision, dass Therapeuten hier Schwierigkeiten haben: Es fällt ihnen schwer, auf der Beziehungsebene zugewandt zu bleiben, dem Klienten zu vermitteln, dass „man ihm nichts will", dass es keineswegs darum geht, dem Klienten Fehler nachzuweisen, sondern nur darum, dem Klienten eigene Strategien bewusst zu machen. Die Therapeuten müssen auf der Beziehungsebene zugewandt sein, gleichzeitig aber auf der Bearbeitungsebene den Klienten stringent konfrontieren. Entweder trauen sie sich nicht, den Klienten zu konfrontieren, oder sie konfrontieren ihn in ängstlicher, vorwurfsvoller Weise oder nach dem Motto: „Hören Sie endlich auf, mich mit diesem Mist zu nerven!" Diese Art der Rückmeldung ist aber selbstverständlich wenig hilfreich.

Was darüber hinaus in der therapeutischen Arbeit auch nötig ist, was aber den Therapeuten ebenfalls schwerfällt, ist *stringent* zu sein: der Therapeut sollte z.B., wenn der Klient eine Frage nicht beantwortet, wieder und wieder fragen; er muss dies in einer Stunde immer wieder tun; er muss dies u.U. über Stunden hinweg konsequent tun, bis dem Klienten die eigenen Strategien deutlich werden und er sich in der Beziehung zum Therapeuten traut, sie aufzugeben. Oft halten Therapeuten diese Stringenz nicht durch: Sie sind frustriert, wenn der Klient nicht nach zwei Interventionen seine Strategie ändert. Therapeuten haben manchmal die Vorstellung, dass Klienten nur ein paar dezente Hinweise bräuchten, um sich zu ändern. Man muss sich hier aber als Therapeut wirklich klarmachen, dass ein Klient,

- der wesentliche motivationale Gründe hat, eine Selbstkonfrontation zu vermeiden,
- der u.U. gar keine alternativen Strategien kennt und
- der diese Strategien seit Jahren oder Jahrzehnten (immer mit dem unmittelbaren Erfolg der Vermeidung aversiver Erfahrungen) geprobt hat,

nicht schnell damit aufhören wird: er wird aufgrund weniger Interventionen seine Vorgehensweise *nicht* ändern. Er wird erst langsam begreifen, *dass* er vermeidet, *was* er vermeidet; er wird erst langsam begreifen, dass es zur Vermeidung eine Alternative gibt und wie diese aussehen könnte; er wird erst langsam Vertrauen zum Therapeuten fassen, um neue Vorgehensweisen auszuprobieren usw.

> Daraus folgt, dass Veränderungen im Vermeidungsverhalten nur dann zu erwarten sind, wenn ein Therapeut seine therapeutischen Strategien konsequent und stringent über einen längeren Zeitraum anwendet.

7.4 Prinzipielle therapeutische Vorgehensweisen bei Vermeidung

Die Ausführungen machen deutlich, dass der Klientenprozess durch einen Therapeuten gefördert und gesteuert werden muss:

- der Therapeut muss dem Klienten als Prozessexperte Hinweise geben, wie der Klient den Explizierungsprozess am konstruktivsten gestalten kann, welche Vorgehensweisen zu welchem Zeitpunkt sinnvoll sind;
- der Therapeut muss dysfunktionale Strategien des Klienten blockieren: Der Klient soll in der Therapie *nicht* das tun, was er sonst tut, denn dann wäre seine Strategie auch genauso effektiv wie sonst: nämlich gar nicht; der Therapeut muss also direkter eingreifen, den Klienten auf dysfunktionale Strategien aufmerksam machen und ihm konstruktivere Vorschläge machen;
- der Therapeut muss als Prozesssupervisor den Klienten-Prozess überwachen, muss erkennen, wann der Klient in Schwierigkeiten gerät und wann welche Anregungen gegeben werden müssen; der Therapeut muss dabei auch vorausdenken und planen: Welche längerfristigen Bearbeitungsstrategien sind zum Erreichen wichtiger Prozessziele notwendig? Der Therapeut muss dann darauf achten, dass diese Strategien auch umgesetzt, über die Zeit hinweg stringent verfolgt werden;
- der Therapeut muss die Annäherungstendenzen des Klienten stärken, die Vermeidungstendenzen transparent machen, u. U. zum Thema der Therapie machen u. ä.

Damit übernimmt der Therapeut im Therapieprozess eine sehr wesentliche Aufgabe: die Aufgabe des Prozessexperten, des „Prozess-Ratgebers", des Supervisors und des aktiven Unterstützers der Annäherungstendenz.

Wenn man davon ausgeht, dass ein Therapeut mit seinen Interventionen steuernd in die Klientenprozesse eingreifen muss, dann besteht die Gefahr, dass Psychotherapie in ein grundlegendes Paradoxon gerät: Ziel der therapeutischen Arbeit ist die Selbstregulation, die Fähigkeit des Klienten, sein Leben selbst zu bestimmen; auf der Basis der eigenen Motive Entscheidungen zu treffen, die mehr

Lebensqualität erbringen als Kosten. Diese Selbstbestimmung, diese Selbstregulation des Klienten wird aber angestrebt durch Eingriffe von außen, durch Interventionen des Therapeuten. Wie aber kann man sich Autonomie durch Eingriff vorstellen? Die Antwort liegt in dem Konzept der „Prozessdirektivität". Prozessdirektivität impliziert, dass ein Therapeut die *Bearbeitung* der Inhalte beeinflusst, jedoch nicht die Inhalte selbst.

Prozessdirektivität bedeutet außerdem, dass durch Interventionen genau die Blockierungen beseitigt werden sollen, die eine effektive Selbstregulation des Systems verhindern.

Therapeut und Klient, so muss man aus den Ausführungen schließen, bilden im Therapieprozess ein Team von Experten mit unterschiedlichen Kompetenzen. Der Therapeut ist in diesem Team der Prozessexperte: er steuert durch Interventionen sowie durch die Gestaltung der therapeutischen Beziehung relevante, beim Klienten ablaufende Prozesse. Der Klient ist der Experte für die Inhalte: nur der Klient hat Zugang zu seinen Schemata, er muss diese aktivieren und umstrukturieren. Nur der Klient kann dem Therapeuten relevante Informationen liefern, aus denen sich wieder wichtige Spuren und Fragestellungen ableiten lassen.

Diese Konzeption hat zwei wesentliche Implikationen, die deutlich werden sollten:

- auch der Klient muss Verantwortung übernehmen;
- der Therapeut kann nicht den Klienten verändern.

Da der Klient der „Inhaltsexperte" ist, da nur er Zugang hat zu persönlich relevanter Information, hat er im Therapieprozess auch die Aufgabe, diese Information bereitzustellen und mit ihr zu arbeiten: leistet der Klient hier seinen Beitrag nicht, dann erhält der Therapeut auch kein relevantes Material, mit dem weitergearbeitet werden kann. Der Klient hat damit auch Verantwortung für das Fortschreiten des Prozesses.

Ein Therapeut kann mit seinen Interventionen den Klienten nicht direkt verändern: er kann, bei aller Prozesssteuerung, dem Klienten nur Hinweise geben, was zu tun ist, welche Perspektive der Klient einnehmen kann, welche Fragestellung er aufwerfen kann, welchem Widerspruch er nachgehen könnte usw. Der Klient hat aber immer die Wahl, diesem Proposal zu folgen oder nicht: er kann sich auch dafür entscheiden, die therapeutische Intervention nicht umzusetzen, etwas anderes zu tun usw. Der Therapeut macht damit Angebote, die der Klient selbst umsetzen muss. *Die Arbeit der Veränderung muss der Klient selbst vornehmen.*

7.5 Drei Strategien auf Bearbeitungsebene

Auf der Bearbeitungsebene kann man allgemein drei therapeutische Strategien unterscheiden, die ein Therapeut anwenden kann:

- Steuern;
- Transparentmachen der Vermeidung;
- Klären der Gründe der Vermeidung.

7.5.1 Steuern

Bei der Interventionsstrategie „Steuern“ versucht der Therapeut, den Klienten aktiv zu einer funktionalen Problembearbeitung anzuleiten: Er steuert die Bearbeitungsprozesse hoch prozessdirektiv durch seine Interventionen. Dabei gibt er dem Klienten (implizit oder explizit) Anweisungen, was der Klient nun tun soll und was er nicht tun soll; dies kann er auch dem Klienten gegenüber begründen, d.h., kurz (auf der Meta-Ebene) kommunizieren.

Der Therapeut stärkt dabei die Annäherungstendenz des Klienten, z.B.: „Sie wissen, dass es wichtig ist, an dem Aspekt X zu bleiben. Also lassen Sie uns weitergucken. Was genau löst Situation Y in Ihnen aus?“. Der Therapeut hält die Aufmerksamkeit des Klienten mit Interventionen an einem inhaltlichen Fokus. Oder er führt den Klienten, der ausweicht, wieder auf einen Inhaltsaspekt zurück: „Ich möchte gerne noch einmal auf den Aspekt X zu sprechen kommen ...“. Beantwortet der Klient eine Frage, die der Therapeut nicht gestellt hat, d.h., verfehlt der Klient mit seiner Antwort die Intention der Therapeuten-Frage, dann kann der Therapeut die Frage noch einmal stellen: „Was ich meinte, war ...“.

> Prinzipiell ist es aber wichtig, dass der Therapeut den Klienten bei der Prozesssteuerung fordert, aber nicht überfordert: Er hält den Klienten kurz am Konfliktbereich, zwingt ihn aber nicht, weiter zu gehen, als er im Augenblick will. Das bedeutet: Vermeidet der Klient, steuert der Therapeut ein- bis zweimal, (maximal) dreimal dagegen, um den Klienten am Konfliktbereich zu halten. Dann aber *folgt* er dem Klienten und folgt der Vermeidung. Aber: 3–6 Minuten später macht er „das Gleiche nochmal von vorn“! Genau ein solches Vorgehen ist mit Steuern oder „Gegensteuern“ immer gemeint.

Sagt der Klient auf eine Frage: „Ich weiß nicht“, dann äußert der Therapeut: „Ich weiß, dass es für Sie schwierig ist, an dieser Stelle zu bleiben. Ich glaube aber, dass es ganz wichtig ist, dieser Frage nachzugehen. Deshalb lassen Sie die Situation noch einmal auf sich wirken und gucken Sie einmal, was Sie in Ihnen auslöst“. Der Therapeut kann, wenn er den Prozess steuert, dem Klienten dazu Erläuterungen geben. Er kann sagen,

- warum er diese Intervention jetzt macht;
- warum es therapeutisch wichtig ist, dass der Klient nun einer bestimmten Aufgabe folgt;
- dass der Therapeut den Klienten damit nicht verärgern will.

In allen diesen Fällen *greift der Therapeut aktiv in den Bearbeitungsprozess des Klienten ein,* steuert die Aufmerksamkeit des Klienten und gibt dem Klienten bestimmte Aufgaben: der Klient soll einer Fragestellung folgen, die Perspektive internalisieren u.Ä. Diese Interventionen der Steuerung kann ein Therapeut auch dann schon machen, wenn der Klient noch kein massives Bearbeitungsproblem aufweist, sondern wenn er „normale“ Bearbeitungsschwierigkeiten überwinden will. Hat der Klient dagegen ein massives Problem auf der Bearbeitungsebene, dann steuert der Therapeut sehr oft und sehr stark.

Die starke Prozessdirektivität des Therapeuten hat zur Folge,

- dass der Therapieprozess stark „dynamisiert“ wird: Klienten erhalten Anregungen, Hilfen, aktive Unterstützungen vom Therapeuten;
- dass die Handlungsorientierung der Klienten stark angeregt wird (wie es für Patienten mit Ulcus peptikum empfohlen wird) und Klienten von einem lageorientierten Grübeln systematisch abgebracht werden;
- dass bei Klienten eine aktive Haltung entsteht, sich mit Problemen aktiv auseinander zu setzen und Probleme anzugehen.

7.5.2 Transparentmachen der Vermeidung

Diese Strategie des Transparentmachens der Bearbeitung sollte ein Therapeut erst einsetzen, wenn er eine Weile steuernd gearbeitet hat, der Klient aber seine Art der Bearbeitung nicht verändert hat, d.h., wenn erkennbar ist, dass der Klient ein gravierenderes Bearbeitungsproblem aufweist. In diesem Fall geht der Therapeut auf die Meta-Ebene und macht dem Klienten transparent, *dass* er vermeidet: der Therapeut konfrontiert den Klienten somit mit seinen Strategien. Dies dient dazu, den Klienten auf seine (möglicherweise automatisierte) Vermeidung aufmerksam zu machen; Ziel dieser Strategie ist es, die Vermeidung bearbeitbar zu machen.

So kann ein Therapeut z.B. die Vermeidung transparent machen, wenn ein Klient zum dritten Mal eine gestellte Frage nicht beantwortet. Dann kann der Therapeut sagen: „Ich möchte Sie einmal darauf aufmerksam machen, was Sie in unserem Gespräch mit Fragen machen, die ich Ihnen stelle. Ich haben jetzt dreimal X gefragt und Sie haben mit Y geantwortet. Offenbar ist es für Sie sehr schwierig, bei dieser Frage zu bleiben und zu gucken, was das für Sie bedeutet“.

Wichtig ist es bei dieser Strategie, dass der Therapeut diese Konfrontation sehr verständnisvoll macht, nach dem Motto: Ich möchte Sie wirklich nur auf etwas aufmerksam machen. Auf keinen Fall darf diese Intervention so rüberkommen wie: „Habe ich Dich erwischt, Du Schweinehund!“ Denn als Vorwurf würde die Konfrontation lediglich Reaktanz erzeugen; sie soll aber den Klienten zur Kooperation veranlassen. Daher sollte nicht die Spur eines Vorwurfes mitschwingen (und Therapeuten sollten diese Intervention deshalb auch nur dann machen, wenn sie sich *nicht* über den Klienten ärgern).

7.5.3 Klären der Gründe der Vermeidung

Diese Intervention schließt in der Regel unmittelbar an ein Transparentmachen der Vermeidung an: Nachdem der Therapeut dem Klienten die Vermeidung transparent gemacht hat, bietet er ihm an, die Gründe für die Vermeidung zu klären. Ziel ist es, dass der Klient die Gründe für die Vermeidung versteht, bearbeitet und beseitigt, sodass konstruktiv-inhaltlich gearbeitet werden kann. Der Therapeut leitet dabei diese Klärung meist mit einer von zwei Fragen ein:

- „Was macht es Ihnen so schwer, bei dieser Frage zu bleiben?“ oder
- „Was macht es für Sie so wichtig, dieser Frage auszuweichen?“

Bei Klienten mit massiven Vermeidungsproblemen, wie z. B. Klienten mit psychosomatischen Störungen, müssen Therapeuten diese Strategien der Bearbeitung der Bearbeitung über längere Zeit (10–15 Stunden) sehr konsequent und sehr stringent einsetzen, bis sich die Bearbeitung der Klienten nennenswert ändert. Dies ist für Therapeuten oft schwierig, da die Interventionen in der Regel *nicht* unmittelbar wirken: macht der Therapeut nur vereinzelt derartige Interventionen, haben sie kaum Effekte. Daher stellen Therapeuten oft ihre Interventionen ein, weil sie keine unmittelbaren Wirkungen bemerken. Therapeuten, die diese Interventionen jedoch längere Zeit konsistent realisieren, ändern auch die Bearbeitungen der Klienten und haben erfolgreiche Therapieprozesse (Sachse, 1995b, 1999). Therapeuten sollen davon ausgehen, dass hoch automatisierte Strategien von Klienten sich nicht durch einzelne Interventionen verändern lassen; sie lassen sich nur ändern durch konsequent durchgehaltene Strategien.

7.6 Typische Vermeidungsstrategien von Klienten und ihre therapeutische Bearbeitung

Hier werden einige der „typischen“ Vermeidungsstrategien von Klienten näher beschrieben, und es wird ausgeführt, wie ein Therapeut damit konstruktiv umgehen kann. Dies soll es dem Therapeuten erleichtern, Vermeidung zu erkennen, die Art der Vermeidung zu identifizieren und schnell, angemessen, therapeutisch damit umzugehen.

Die dargestellten Strategien machen ca. 80–90 % des Repertoires der Klienten aus: Der Rest ist individuelle „Kreativität“, d.h. ein Therapeut kann immer wieder auf neue Strategien stoßen! Auch verwenden nicht alle Klienten alle Strategien: Daher sollte ein Therapeut herausfinden, zu welchen Strategien der *jeweilige* Klient neigt!

7.6.1 „Ich weiß nicht“

Eine besonders beliebte Blockade weiterer Bearbeitung ist gleichzeitig eine besonders einfache: wenn die Klienten aufgefordert werden, etwas genauer zu gucken, wenn sie gefragt werden, was sie eigentlich wollen usw., dann antworten sie oft mit: „Ich weiß nicht!“

Diese Reaktion hat auf unerfahrene Therapeuten in der Regel eine verheerende destruktive Wirkung: Ihnen geht es dann genauso und sie wissen auch nicht mehr, was sie nun tun sollen. Der einfache Satz hat daher eine verblüffend paralysierende Wirkung auf den Prozess, obwohl man ihm, wie wir sehen werden, verblüffend einfach und effektiv begegnen kann. Daher haben wir diese Strategie in der Supervision auch den „Klienten-Bluff“ genannt: Die Klienten bluffen ihre Therapeuten, die daraufhin das Spiel verloren geben.

Der Satz „Ich weiß nicht“ wird besonders dann verwendet, wenn Therapeuten die Perspektive der Klienten nach innen lenken und sie auffordern, sich bezüglich bestimmter Problemaspekte mit eigenen relevanten Motiven, Werten, Überzeugungen zu beschäftigen. Es ist eine Art Standardantwort auf Fragen wie:

- „Was ist Ihnen wichtig an X?“
- „Was geht Ihnen zu dieser Situation durch den Kopf?“
- „Was wollen Sie damit erreichen?“
- „Was ist so schlimm für Sie an dieser Situation?“ usw.

Es ist nun ganz wesentlich zu sehen, dass die Antwort „Ich weiß nicht“ zweierlei bedeuten kann:

- der Klient hat keine „gute“ Antwort,
- der Klient will den Prozess blockieren.

Klienten antworten manchmal auf eine vertiefende (oder auch konkretisierende) Frage deshalb mit „Ich weiß nicht“, weil sie glauben, dass der Therapeut eine „gute“, ausführliche Antwort hören möchte, sie aber keine solche Antwort haben. Sie wissen vielleicht selbst nicht so genau, was sie in einer Situation spüren, ihnen gehen vielleicht nur chaotische Gedanken durch den Kopf o.Ä. Sie wissen vielleicht selbst mit diesen Informationen nicht viel anzufangen; viele Klienten halten auch diffuse Gefühle o.ä. nicht für eine relevante Informationsquelle, sondern eher für „Störgeräusche“, die man konsequent ausblenden muss. Viele Klienten trauen sich auch nicht, einem Therapeuten solch „unklare“ Information zu geben, z. B. aus Angst, sie könnten sich blamieren.

In solchen Fällen heißt die Antwort „Ich weiß nicht“ eigentlich: „Ich weiß es selbst nicht so genau und ich traue mich nicht, das so zu sagen, was ich weiß.“ In diesem Fall hat der Klient durchaus nicht die Intention, den Prozess zu blockieren: er kommt vielmehr aufgrund ungünstiger Annahmen nicht weiter.

Die Antwort „Ich weiß nicht“ kann jedoch eine ganz andere Intention haben: Der Klient sagt „Ich weiß nicht“, weil er einer bestimmten Spur nicht weiter folgen will. Die Bearbeitung eines bestimmten Inhaltes kann dem Klienten zu unangenehm, zu heiß werden. In diesem Fall kann er sagen, dass er nicht weiß, was er spürt, was ihm durch den Kopf geht usw. Damit verhindert er es, dem Therapeuten Informationen für weitere, unangenehme Fragen zu geben. Der Prozess ist damit an dieser Stelle abgeblockt und der Klient kann so verhindern, sich mit aversiven Aspekten weiter auseinander zu setzen.

„Ich weiß nicht“ ist daher oft mehr als nur die Aussage, dass der Klient an dieser Stelle Schwierigkeiten hat; es ist eine *aktive Blockade des Prozesses.*

7.6.2 Therapeutischer Umgang mit „Ich weiß nicht“

Der therapeutische Umgang mit der Antwort „Ich weiß nicht“ hängt davon ab, ob der Therapeut den Eindruck hat, dass der Klient im Prozess weiterarbeiten möchte, jedoch nicht weiß, wie er dies tun kann, bzw. sich selbst durch zu hohe Erwartungen blockiert oder ob der Klient eine weitere Bearbeitung des Themas verhindern möchte.

Hat der Therapeut den Eindruck, der Klient sagt „Ich weiß nicht“, weil er glaubt, der Therapeut erwarte eine „gute“, elaborierte Antwort, die der Klient aber nicht liefern kann, dann sollte der Therapeut dem Klienten den Druck nehmen. Der Therapeut kann hier z. B. sagen: „Ich weiß, dass Sie hier noch keine perfekte Antwort haben. Das ist auch klar, denn wir arbeiten hier an Aspekten, die Ihnen ja auch noch gar nicht klar sind. Deshalb arbeiten wir ja auch daran. Ich erwarte daher von Ihnen keine perfekte Antwort. Das einzige, was wir brauchen, sind Spuren, Hinweise, mit denen wir weiterarbeiten können. Ich möchte Sie daher bitten, einmal bei diesem Punkt (in dieser Situation) zu bleiben und zu schauen: Was geht Ihnen da durch den Kopf? Was spüren Sie?“

Der Klient soll hier lernen, dass Therapie gerade bedeutet, an Aspekten zu arbeiten, die *noch* nicht klar sind: Hier muss man jede Information ernst nehmen, die man bringen kann, jede Spur, selbst wenn sie noch so vage ist. Ein Therapeut hat hier somit mehrere Interventionsmöglichkeiten, die er kombinieren kann:

- Er kann die Schwierigkeiten des Klienten transparent machen, z.B.: „Ich habe den Eindruck, dass Sie sich jetzt unter Druck setzen, eine perfekte Antwort zu finden." Oder: „Haben Sie den Eindruck, dass ich jetzt eine perfekte Antwort erwarte?"
- Er kann den Klienten entlasten: „Ich erwarte keineswegs eine perfekte oder vollständige Antwort. Mir ist völlig klar, dass Sie diese Frage noch gar nicht genau beantworten können. Wenn Sie sie beantworten könnten, dann wäre die Arbeit an dieser Frage überflüssig, denn dann wäre ja schon alles klar."
- Er kann dem Klienten deutlich machen, was er erwartet: „Ich möchte einfach, dass Sie mal die Frage auf sich wirken lassen und gucken, was Ihnen dazu einfällt. Gucken Sie mal, ob Sie etwas spüren, Ihnen ein Gedanke kommt o.ä."
- Er sollte den Klienten vor allem auch instruieren, „Spuren" ernst zu nehmen: „Was immer Sie spüren, was immer Ihnen einfällt, nehmen Sie es ernst. Auch wenn es noch ganz diffus und unklar ist. Es sind wichtige Hinweise, mit denen wir weiterarbeiten können."

Diese Interventionen (die man u.U. mehrfach geben muss) sind in der Regel sehr hilfreich und veranlassen den Klienten, sich den relevanten „Spuren" zuzuwenden und diese zu nutzen.

Klienten, die sich im Prozess in oben beschriebener Weise selbst blockieren, bemühen sich meist in hohem Maße selbst um Klärung: Sie *bemühen* sich auch darum, Fragen des Therapeuten zu beantworten, haben dabei jedoch Schwierigkeiten. Klienten, die jedoch den Prozess blockieren wollen, zeigen dagegen gar keinen Versuch, die Fragen des Therapeuten zu beantworten: Bevor der Klient überhaupt versucht hat zu tun, was der Therapeut angeregt hat, bevor er sich eine Situation und eigene Gefühle darin überhaupt angesehen hat, antwortet der Klient schon „Ich weiß nicht!".

Zur Einschätzung, ob der Klient Inhalte vermeidet, müssen jedoch noch mehr Aspekte berücksichtigt werden, wie z.B. fehlende Explizierung, fehlender Arbeitsauftrag usw. Kommt der Therapeut zu dem Schluss, ein „Ich weiß nicht" wird vom Klienten im Sinne einer Blockade verwendet, dann handelt der Therapeut nach der Devise: „Im Gegenteil". In diesem Fall ist die Botschaft des Klienten an den Therapeuten ja: „Lassen Sie uns diesen Inhaltsaspekt möglichst nicht weiter/genauer ansehen bzw. möglichst schnell verlassen." Der Therapeut signalisiert dem Klienten jedoch mit seinen Interventionen: „Im Gegenteil: Lassen Sie uns diesen Inhaltsaspekt besonders genau betrachten." Denn schon allein die Tatsache, dass der Klient einen Aspekt nicht betrachten will, lässt bereits erkennen, dass dieser Aspekt für den Klienten sowohl relevant als auch ungeklärt bzw. unintegriert ist. Und dies wiederum weist darauf hin, dass er *bearbeitungsbedürftig* ist.

Der Therapeut kann hier also sagen: „Ich weiß, dass es Ihnen schwerfällt, hier zu bleiben und weiter zu gucken. Das ist auch ganz klar. Denn wenn Sie hier alles ganz einfach beantworten und erzählen könnten, dann wäre ja alles schon geklärt. Und wenn es geklärt wäre, dann bräuchten wir nicht mehr zu gucken. Ich möchte Sie also bitten, hier zu bleiben und genau zu schauen, was Sie spüren oder was Ihnen durch den Kopf geht."

Der Therapeut geht damit zunächst sehr ähnlich vor, wie im Falle des „zu hohen Drucks". Sagt der Klient dann aber immer noch „Ich weiß nicht", dann *erhöht* der Therapeut hier den Druck: „Ich weiß, dass es schwierig für Sie ist, aber ich möchte, dass Sie trotzdem dabeibleiben. Man weiß immer irgendwas: Man spürt etwas, denkt etwas, selbst wenn es noch so diffus ist." Der Therapeut setzt damit eine „Gegennorm", nämlich, dass es psychologisch zu erwarten ist, dass eine Person irgendwelche Hinweise hat, was in der Tat ja auch zutreffend ist. Damit erhöht sich die Verpflichtung des Klienten, an dieser Stelle zu bleiben, das Ausweichen wird erschwert.

Sagt der Klient dann dennoch, dass ihm gar nichts einfällt, dann geht der Therapeut auf die Meta-Bearbeitungs-Ebene und macht das Verhalten des Klienten selbst zum Thema: „Ich möchte gerne mit Ihnen darüber sprechen, was es Ihnen jetzt so schwermacht, dabei zu bleiben und zu gucken." Der Therapeut kann den Klienten auch konfrontieren, z.B.: „Ich stelle Ihnen eine Frage, und Sie sagen sehr schnell „Ich weiß nicht". Sie nehmen sich gar keine Zeit hinzugucken und festzustellen, ob Sie etwas finden. Was spricht für Sie dagegen, es einmal zu versuchen, das Thema hier weiter zu klären?" Damit bietet der Therapeut eine *Bearbeitung der Bearbeitung* an: die Vermeidung selbst wird zum Thema der Therapie.

Therapeuten sollten hier weder in Panik verfallen noch aggressiv werden, sollte die Antwort des Klienten hier lauten: „Ich weiß nicht." Man *kann* als Therapeut gar nicht davon ausgehen, dass einige Interventionen den „Durchbruch" erzielen: Oft wird dem Klienten erst nach und nach klar, was er macht und es dämmt ihm allmählich, dass er etwas anders machen könnte, und dass dieses Andere vielleicht besser für ihn ist als das, was er jetzt tut. Der Therapeut sollte daher immer auf eine stringente Beibehaltung der Interventionsstrategie setzen. Das Motto ist hier: „Das Ganze noch mal von vorn." Ist es dem Klienten noch nicht deutlich, muss es dem Klienten eben deutlich gemacht werden. Geduld ist nötig, doch leider ist das nicht jedes Therapeuten Sache.

Der Therapeut verwendet diese Strategien sehr stringent: Ein „Ich weiß nicht." wird in der ersten Therapiephase immer wieder vorkommen, und der Therapeut sollte dem Klienten immer wieder deutlich machen, wie wichtig es ist, *gerade* an den unklaren Punkten zu bleiben, dort Fragestellungen zu entwickeln, Spuren zu folgen, Gefühle ernst zu nehmen usw. Alle diese Interventionen haben nicht nur die Funktion, den Klienten an eine konstruktive Bearbeitung eines bestimmten Problems heranzuführen.

> Die Interventionen haben ebenfalls die Funktion, dem Klienten deutlich zu machen, wie er generell konstruktiv mit eigenen Problemen umgehen kann; sie sollten dem Klienten zeigen, worauf es ankommt, was wesentlich ist für eine konstruktive Arbeit. Das Ziel ist daher nicht nur, dass der Klient ein bestimmtes Problem löst: Das Ziel ist, dass der Klient lernt, wie er selbst konstruktiv persönliche Probleme lösen kann. Der Klient soll in der Therapie eine neue Art der Problembearbeitung lernen.

Und dies soll er dadurch lernen, dass der Therapeut ihm immer wieder deutlich macht, was er tun kann, was sinnvoll ist, worauf es ankommt. Dies ist ein längerfristiger Prozess. Klienten lernen das nicht durch eine einzelne Intervention, sondern nur durch die stringente Anwendung von Interventionen.

7.6.3 Fragen beantworten, die man nicht gestellt hat

Eine andere, besonders elegante und oft vom Therapeuten nur schwer zu erkennende Strategie, von einem Thema abzulenken und „unter der Hand" einen neuen inhaltlichen Fokus zu etablieren, ist „Fragen beantworten, die man nicht gestellt hat".

Der Therapeut stellt eine Frage. Der Klient antwortet mit einer (längeren) Antwort. Wenn man dann aus der gegebenen Antwort zurückschließt, wie die Frage dazu hätte heißen müssen, auf welche Frage dies also eine Antwort ist, dann sieht man, dass die so rekonstruierte Frage mit der Ausgangsfrage nur noch wenig zu tun hat.

Im Zuge der Beantwortung ändert der Klient implizit die Frage so, dass er auf eine ganz andere Frage antwortet. Die Antwort steht aber noch (und das ist wesentlich) in einem locker-assoziativen Inhaltsverhältnis zur Ausgangsfrage. Die Strategie kann daher als pseudo-kommunikativ bezeichnet werden: Scheinbar, oberflächlich betrachtet, setzt der Klient die Kommunikation fort, tatsächlich „würgt" er aber einen bestimmten Inhaltsaspekt „ab".

Aus diesem Grund ist der Therapeut hier auch häufig irritiert: er hat den Eindruck, dass der Klient schon „irgendwie" geantwortet hat, spürt aber, dass etwas nicht stimmt, weiß aber so schnell nicht zu sagen, wo der Fehler liegt. Um dies zu ergründen, hört er dem Klienten dann besonders aufmerksam zu – und damit folgt er diesem dann auf die neue Fährte.

Die beim Therapeuten erzeugte Irritation ist besonders dann dem Klienten nützlich, wenn der Therapeut die Schwierigkeit noch auf sich attribuiert: Er habe vielleicht nicht richtig zugehört, eine unverständliche Frage gestellt usw. In diesem Fall wird der Therapeut dem Klienten, um seinen „Fehler" wiedergutzumachen, besonders bereitwillig folgen. Diese Strategie ist, so kann man in Supervision immer wieder sehen, sehr erfolgreich, insbesondere bei weniger erfahrenen Therapeuten, die sich Schwierigkeiten in hohem Maße selbst zuzuschreiben pflegen. Sollen Sie als Therapeut das Erkennen dieser Strategie üben wollen, lesen Sie Spiegel-Interviews mit Politikern: Manche schaffen es, dieses Handeln bei 80 % ihrer Antworten zu realisieren! Ein wirklich hervorragendes Übungsfeld!

7.6.4 Therapeutischer Umgang mit „Fragen beantworten, die man nicht gestellt hat"

Diese Ausweichstrategie ist bei Klienten sehr beliebt. Therapeuten haben oft Schwierigkeiten, diese Strategie zu erkennen, da die Klienten ja eine Antwort geben und diese Antwort meistens mit der Frage „irgendwas" zu tun hat. Daher ist es oft nötig, Therapeuten systematisch darin zu trainieren, eine Klientenantwort daraufhin zu überprüfen, ob sie auf die Frage eingeht oder nicht.

Beim therapeutischen Umgang mit dieser Vermeidungsstrategie folgt ein Therapeut dem Prinzip: „Das Ganze noch einmal von vorn!"

Bemerkt der Therapeut, dass der Klient eine relevante (z. B. konkretisierende oder vertiefende) Frage im Grunde nicht beantwortet, dann stellt er die Frage neu. Dabei kann er selbst die Verantwortung für das entstandene Problem auf sich nehmen, z. B.: „Ich glaube, ich habe mich gerade etwas unklar ausgedrückt: Meine Frage war..."

Der Therapeut kann hier auch versuchen, die Frage noch klarer, konkreter, kürzer zu formulieren als vorher, so dass sie vom Klienten möglichst nicht missverstanden werden *kann*. Beantwortet der Klient die Frage immer noch nicht, dann kann der Therapeut sie erneut stellen, z. B. so: „Ein Aspekt ist mir immer noch nicht klar geworden ..." Der Therapeut lässt sich hier also nicht bluffen, sondern fokussiert die Aufmerksamkeit des Klienten immer wieder auf die zentralen Aspekte.

Der Therapeut hat damit zunächst verschiedene Interventionsmöglichkeiten:

- die Frage präziser, enger stellen; erläutern, was er gemeint hat o. Ä., sodass die Möglichkeit eines Missverständnisses weitgehend ausgeschlossen werden kann;
- die Verantwortung übernehmen, insbesondere dann, wenn tatsächlich nicht klar ist, ob die Antwort des Klienten darauf zurückgeht, dass der Therapeut sich unklar ausgedrückt hat, z. B.: „Ich glaube, ich habe meine Frage unklar formuliert. Was ich meinte, war...";
- einen speziellen Punkt herausgreifen, und diesen noch einmal fokalisieren: „Ein Aspekt ist mir immer noch unklar, es ist XY. Können Sie noch mal sagen, was Sie damit meinen?"

Beantwortet der Klient die Frage erneut ausweichend, dann kann der Therapeut auf die Bearbeitungs-Meta-Ebene gehen: Er macht dem Klienten deutlich, *dass* dieser die Frage nicht beantwortet hat und macht dies zum therapeutischen Thema.

Zum Beispiel: „Ich möchte Sie mal darauf aufmerksam machen, was Sie hier in der Therapie tun. Ich habe Sie jetzt zweimal nach X gefragt, und Sie haben zweimal Y geantwortet. Ich würde gerne mit Ihnen darüber sprechen, was es Ihnen so schwermacht, diese Frage zu beantworten."

Hat der Therapeut den Klienten auf derartige Aspekte bereits öfter aufmerksam gemacht, kann die Konfrontation noch weitgehender sein, z. B.: „Mir ist öfter aufgefallen, dass Sie auf meine Fragen Antworten gegeben haben, die nicht auf die Fragen passten. Ich habe Sie ja auch schon öfter darauf aufmerksam gemacht. Ich würde gerne darüber sprechen, wieso es so schwierig für Sie ist, auf meine Fragen einzugehen."

Die Konfrontation kann auch noch weitgehender sein: der Therapeut kann den Klienten auch darauf aufmerksam machen, dass Therapeuten und Klienten auf diese Weise praktisch „zwei Gespräche" führen. Der Therapeut sollte dann dies zum Thema machen, wobei er Fragen ansprechen kann wie:

- Kennt der Klient eine solche Interaktion aus anderen sozialen Kontexten?
- Was ist für den Klienten so wichtig daran, sich der Frage nicht zu stellen?
- Hat der Klient Befürchtungen (z. B. kritisiert zu werden, peinliches zu enthüllen)?
- Ist es für den Klienten wichtig, bestimmte Informationen gar nicht an sich heranzulassen o. Ä.

Wir haben häufig gesehen, dass eine derartige Bearbeitung Klienten zum ersten Mal deutlich gemacht hat, wie sie mit anderen umgehen: Dem Klienten kann hier erschreckend deutlich werden, warum Interaktionspartner mit ihm Schwierigkeiten haben. Damit wird dem Klienten jedoch ein wesentlicher Aspekt seines Sozialverhaltens klar, und dieser wird damit in der Therapie bearbeitbar.

Bei der Bearbeitung dieser (wie auch anderer) Vermeidungsstrategien ist es wesentlich, dass ein Therapeut ganz stringent vorgeht: Er macht den Klienten im Prozess immer wieder und wieder auf diese Aspekte aufmerksam. Dies ist wesentlich, denn ein Klient bemerkt die eigene Strategie oder ihre Intentionen und Hintergründe nicht aufgrund einer einzelnen Intervention des Therapeuten.

Diese Stringenz ist wesentlich, um dem Klienten deutlich zu machen,

- dass eine Fokalisierung auf bestimmte Inhalte nötig ist und der Therapeut dies erreichen will;
- dass der Therapeut keineswegs geneigt ist, die Regeln vom Klienten bestimmen zu lassen;
- dass der Therapeut das Ausweichen sehr wohl bemerkt, den Klienten aber darauf aufmerksam machen will.

Wiederum sei betont: der Therapeut muss solche Konfrontationen einbetten in eine tragfähige Beziehung und dem Klienten durch die *Art* der Aussage deutlich machen, dass es ihm nicht, in gar keiner Weise, darum geht, den Klienten „zu überführen", zu kritisieren o. Ä. Es geht dem Therapeuten nur darum, den Klienten auf bestimmte Aspekte aufmerksam zu machen, damit der Klient selbst versteht, wie er mit sich und mit anderen umgeht. Es geht darum, dass der Klient sein eigenes Handeln repräsentiert und auf diese Weise weiter klären kann, welche Intentionen, Motive, Ziele usw. diesem Handeln zugrunde liegen. Der Therapeut will dem Klienten damit letztlich eine Selbstregulation ermöglichen. Genauso muss der Therapeut dies aber auch vermitteln (können): als ernstlich gut gemeinten Hinweis, selbst etwas wahrzunehmen und als wichtig zu betrachten. Der Therapeut signalisiert: Nehmen Sie Ihr Handeln ernst!

7.6.5 Nebenschauplätze

Will man als Klient an einem bestimmten Problembereich nicht arbeiten, bestimmte Aspekte nicht offenlegen und hinterfragen, dann muss man den Prozess nicht unbedingt blockieren. Man kann auch inhaltlich von den „heißen" Themen ablenken und das Gespräch auf andere Aspekte führen, deren Behandlung oder Bearbeitung einem weitaus angenehmer ist, weil hier keine unangenehmen Selbstaspekte zu gegenwärtigen sind. In der therapeutischen Interaktion kann man aber nicht einfach unvermittelt das Thema wechseln (das wäre ja auch eher eine Blockade!), sondern man muss den Therapeuten auf ein neues Thema oder einen neuen Aspekt führen. Und dies tut man am besten so, dass der Therapeut dies entweder gar nicht bemerkt, oder aber so, dass er das neue Thema ganz besonders interessant findet, also mit dem Wechsel einverstanden ist.

Als Klient kann man diese Bedingungen gut dadurch realisieren, dass man in dem augenblicklichen Thema einen Nebenschauplatz aufmacht und diesen als ein noch zentraleres, wichtigeres, belastenderes, aktuelleres o. ä. Problem darstellt. Zum Beispiel beschreibt der Klient ein Interaktionsproblem mit seiner Frau; die Bearbeitung beginnt, sich dem Thema Sexualität zu nähern. Da macht der Klient das Problem auf, dass er sich seiner Frau gegenüber in wesentlichen Zielen nicht durchsetzen kann. Der nächste Zug bringt dann die Entlastung: Er betont, dass dieses Nicht-Durchsetzen-Können eigentlich immer ein Problem ist, das ihn stark belastet und dass auch in anderen Situationen von großer Bedeutung ist usw.

Klienten kombinieren manchmal die Strategie, Nebenschauplätze aufzumachen, mit einer anderen Strategie, die den Therapeuten die Verarbeitung der Klienteninformation erschwert: *Die Klienten sprechen extrem schnell.* Auf diese Weise arbeitet ein Therapeut, der versucht, mit seiner Verarbeitung dem Klienten zu folgen, immer an der Grenze seiner Kapazität, d. h., die Verarbeitungskapazität ist dauerhaft ausgelastet. Damit steht dem Therapeuten aber nicht mehr genügend Kapazität zur Verfügung, *über* den Prozess des Klienten zu reflektieren. Dies aber muss ein Therapeut, wenn er überhaupt erkennen will, dass ein Klient einen Nebenschauplatz aufmacht: Der Therapeut muss erkannt und registriert haben, dass das bisherige Thema wichtig/zentral/belastend o.ä. war; er muss überhaupt erkennen, dass der Klient das Thema verschiebt; er muss die Relevanz des neuen Themas abschätzen; er muss dessen Relevanz mit der des alten Themas vergleichen. Erst *dann* kann er sagen, dass der Klient einen *Nebenschauplatz* aufmacht. Dies alles kann der Therapeut aber nur erkennen, wenn ihm dazu genügend kognitive Ressourcen zur Verfügung stehen. Und hier kann ein Klient systematisch dafür sorgen, dass das nicht der Fall ist (z.B. auch durch Unklarheit oder Detailreichtum).

Die Veränderung des thematischen Schwerpunktes kann manchmal sehr subtil und langsam erfolgen, so dass ein Therapeut den Wechsel kaum bemerkt. Und selbst wenn er ihn bemerkt, so muss er noch beurteilen, ob das alte Thema weniger relevant ist als das neue bzw. ob das „neue" Thema nicht einfach eine stringente Weiterentwicklung eines an sich relevanten Themas ist. Dies kann ein Therapeut meist nur aufgrund des Klientenmodells entscheiden, das er bis zu diesem Zeitpunkt über den Klienten gebildet hat. Der Therapeut hat aufgrund des Modells eine Vorstellung davon, welches die zentralen, therapeutisch relevanten Themen des Klienten sind, und er hat eine Vorstellung davon, welchen Fragen man im Therapieprozess bezüglich dieser Themen folgen sollte. Aufgrund dieses Wissens kann er meist (zumindest grob) abschätzen, ob ein Thema oder eine Themenentwicklung in Richtung auf eine relevante Bearbeitung verläuft oder nicht. Hat der Therapeut Zweifel, ob die Richtung konstruktiv ist, dann kann er seine Beobachtungen (Themenwechsel) und seine Bedenken (ob das neue Thema relevant ist) mit dem Klienten besprechen: Er kann dem Klienten hier auch deutlich machen, dass es ein wichtiges therapeutisches Prinzip ist, bei einem Thema zu bleiben und dies zu klären, bevor man auf neue Aspekte übergeht.

Wichtig für den Therapeuten ist hier aber auch das Modell über die Bearbeitung: Ein Therapeut hat nach kurzer Zeit bereits Wissen darüber, wie ein Klient mit eigenen Problemen umgeht (zumindest *kann* ein Therapeut, wenn er Information richtig verarbeitet, ein solches Wissen haben!). Ein Therapeut weiß damit, ob der Klient dazu neigt, ein Thema stringent zu bearbeiten, auch dann, wenn es unangenehm, schmerzlich oder peinlich wird, oder ob ein Klient dazu neigt, „heißen Bereichen" auszuweichen. Der Therapeut hat im letzteren Fall dann auch Informationen darüber, *wie* ein Klient brisanten Inhalten ausweicht, d.h., er kennt die bevorzugten Vermeidungsstrategien des Klienten. Dies erleichtert es dem Therapeuten in hohem Maße, eine Vermeidungsaktion eines Klienten auch als solche zu erkennen. Der Therapeut kann auch die Strategie „Nebenschauplätze aufmachen" sehr viel schneller erkennen, wenn er derartige Strategien beim Klienten bereits kennt. Daher ist das Klientenmodell, die therapeutische Wissensbasis über den Klienten, für die Bearbeitung von Vermeidungsstrategien von großer Bedeutung.

7.6.6 Therapeutischer Umgang mit Nebenschauplätzen

Bemerkt ein Therapeut, dass ein Klient ein wesentliches Thema verlässt, obwohl das Thema noch keineswegs geklärt oder ausreichend bearbeitet ist, dann kann er zweierlei tun. Die erste Vorgehensweise besteht darin, den Klienten wieder zum Thema zurückzuführen, einen Themenwechsel also nicht zuzulassen. Sobald der Therapeut die Themenverschiebung bemerkt, sagt er dem Klienten: „Mir geht noch der Aspekt X durch den Kopf. Den habe ich noch nicht verstanden, aber ich habe den Eindruck, dass er ganz wichtig ist. Ich möchte daher noch mal darauf zurückkommen." Der Therapeut führt den Klienten damit auf einen der verlassenen Themenaspekte zurück und leitet dort eine weitere Bearbeitung ein.

Um dies zu tun, folgt der Therapeut mit seiner Verarbeitung den neuen Aspekten nicht mehr, sondern behält *die* Aspekte im Kopf, zu denen er zurückkehren möchte. Bei passender Gelegenheit, prinzipiell aber so schnell wie möglich, führt er den Klienten zu den relevanten Aspekten zurück. Der Therapeut kann z. B. sagen: „Ich habe immer noch den Aspekt XY im Kopf, den Sie erwähnten. Mir ist immer noch nicht klar, was da bei Ihnen genau passiert. Können Sie da noch mal genau gucken?"

Hier trifft *der Therapeut* eine Entscheidung, die Entscheidung, dass ein bestimmter Inhaltsaspekt (des Klienten) relevant, jedoch noch keineswegs hinreichend geklärt ist, so dass er noch nicht verlassen werden sollte. Dadurch zeigt der Therapeut dem Klienten, dass es für eine effektive Problembearbeitung wichtig ist, eine Zeit lang stringent an einem Aspekt zu bleiben.

Die zweite Vorgehensweise besteht darin, den Klienten auf den Themenwechsel aufmerksam zu machen und den Wechsel selbst zu thematisieren, z. B.: „Mir fällt auf, dass Sie nun beim Thema X sind und das Thema Y verlassen haben." Und: „Das Thema Y erscheint mir aber recht wichtig und ich habe den Eindruck, dass es noch sehr unklar ist." Und: „Mir ist daher nicht klar, ob Sie einen bestimmten Grund haben, das Thema Y zu verlassen."

Wesentlich sind hier wiederum die Interventionen:

- Transparentmachen des Klientenhandelns,
- Halten des Klienten an relevanten Inhalten.

Der Klient soll dem Prinzip folgen, dass ein Thema über längere Zeit bearbeitet werden muss, damit es überhaupt *klärbar* ist.

7.6.7 Dysfunktionale Attribution

Eine wichtige Frage ist, auf welche Arten von Ursachen der Klient ein Problem (das er gerade bearbeitet) oder einen bestimmten Zustand attribuiert. Für eine

Klärungsorientierte Psychotherapie ist es eine notwendige Voraussetzung, zumindest zeitweise, internal zu attribuieren: davon auszugehen, dass eigene Determinanten an dem Problem zumindest *mit*beteiligt sind. Dies ist die logische Voraussetzung dafür, dass es Sinn macht und notwendig ist, sich therapeutisch mit diesen Determinanten zu beschäftigen.

Attribuiert ein Klient völlig external, auf Situationen oder andere Personen, dann macht die Bearbeitung eigener Motive usw. gar keinen Sinn; der Klient kann eine explizierende Arbeit dann auch mit diesem Hinweis blockieren.

Ähnliches gilt, wenn der Klient auf stabile Faktoren attribuiert, die jenseits seiner Kontrolle, Beeinflussung und damit seiner Veränderungsmöglichkeiten liegen bzw., die er so *definiert*. Auch dann ist die Bearbeitung dieser Faktoren sinnlos. Dies gilt z. B., wenn ein Klient ein Verhalten auf seine „unveränderliche Persönlichkeit“ attribuiert oder ein psychosomatischer Klient seine Symptome auf „Vererbung“.

Mit der Attribution der Problemursachen auf andere Personen ist oft der Anspruch an diese Personen verbunden, *sie* sollten sich ändern. Bei Klienten mit CEDE ist damit aber meist kein Appell, sondern eine Resignation verbunden: Man kann die „Stressfirma“ nicht ändern, oder den Meister, der einen schikaniert, kann man nicht in Therapie schicken. Die Folgerung ist für den Klienten: Man muss es „aushalten“.

Klienten müssen hier erkennen, dass ihre eigenen Verarbeitungen und Schemata an dem Problem beteiligt sind, und dass sie *diese* sehr wohl ändern können, dass sie also den Zustand keineswegs „aushalten“ müssen, sondern *aktiv verändern* können. Dazu ist aber eine internale Attribution von Problemaspekten erforderlich.

7.6.8 Therapeutischer Umgang mit dysfunktionaler Attribution

Lokalisiert ein Klient die Ursache eines Problems in der Umgebung, dann hat er sich selbst als Ursachenfaktor ausgeklammert: damit müssen seine Person und seine „internalen Determinanten“ nicht genauer betrachtet werden. Der Klient hat sich selbst aus einer therapeutischen Bearbeitung herausgekürzt.

Eine solche Vorgehensweise kann ein transitorisches Problem sein, das kurz auftaucht und wieder verschwindet: Viele Klienten haben die Neigung, nicht nur etwas, sondern etwas zu viel Verantwortung an die Situation, an Partner abzugeben. Dies dient der Selbst-Entlastung, der Aufrechterhaltung von Selbstwert (man ist selbst o.k., für die Dämlichkeit der anderen kann man nur wenig). Diese Tendenzen kann man meist als Therapeut überwinden, wenn man dem Klienten das

Grundprinzip der Explizierung deutlich macht: natürlich spielt eine belastende, unangenehme Situation eine Rolle; natürlich reagiert man auf diese, d.h., ohne diese fiele der aktuelle Anlass des Problems weg; aber es ist eben nicht die Situation allein. *Dass* man überhaupt auf diese Situation reagiert und wie man reagiert hängt wesentlich von eigenen Motiven, Überzeugungen, Verarbeitungen usw. ab. Und daher muss man diese betrachten und verändern. Denn diese nimmt der Klient auch in die nächste Situation mit, sollte es ihm gelingen, die aktuelle Situation zu verändern oder zu vermeiden.

Hier kann man dem Klienten deutlich machen, dass es nicht nur an der Situation, sondern auch an der Person, und damit auch an *seiner* Person liegt. Dabei helfen Fragen/Anregungen der Art:

- Kennen Sie Personen, die auf diese Situation anders reagieren?
- Versetzen Sie sich mal in eine Person, die auf diese Situation völlig gelassen reagiert. Was wäre bei der anders? o.ä.

Der Klient soll erkennen, dass er selbst etwas beiträgt, dass es an *seinen* Motiven und Schemata liegt, dass er sich so und nicht anders verhält. Damit verlegt er notwendigerweise einen Teil des Ursachengewichtes wieder in sich selbst: er attribuiert internal und dies ist die Voraussetzung dafür, für einen Klärungsprozess überhaupt motiviert zu sein.

Klienten können auch external attribuieren, um eine Auseinandersetzung mit eigenen Schemata generell zu vermeiden. In diesem Fall ist eine derartige Attribution nicht transitorisch, sie zieht sich durch den Therapieprozess durch. Dies gilt besonders bei Klienten mit psychosomatischen Störungen: Für die Klienten kann es wichtig sein, sich nicht mit Selbst-Diskrepanzen zu beschäftigen, und eine Möglichkeit, dies zu vermeiden, ist, external zu attribuieren.

In solchen Fällen ist es ebenfalls sehr wichtig, den Klienten strukturierende Informationen zu geben, ihnen deutlich zu machen, dass das Problem wohl doch einen eigenen Anteil hat. Es ist ebenfalls wichtig, den Klienten die eigenen Vorgehensweisen immer wieder transparent zu machen, ihnen immer wieder zu verdeutlichen, was sie tun, worauf sie achten, was sie nicht tun, was sie ausblenden usw. Man muss dies dann allerdings mit großer *Stringenz* tun: Der Therapeut sollte nicht von der Fiktion ausgehen, dass eine einzelne Intervention ein gut automatisiertes, in sich plausibles und motiviert aufrechterhaltenes Verarbeitungssystem aus den Angeln hebt. Einzelne Interventionen kann ein Klient bestreiten, widerlegen, ignorieren. Erst wenn das gleiche Muster vom Therapeuten immer wieder aufgezeigt wird, kann es vom Klienten nicht mehr ignoriert werden.

7.6.9 Thematische Sperren

Klienten können versuchen, einer Bearbeitung eines bestimmten Themas von vornherein vorzubauen. In diesem Fall bemühen sie sich, bestimmte Themenbereiche zu „sperren". Sie tun dies dann meist in einer Weise, die nicht weiter auffällt: Sie sagen *nicht*, dass sie bestimmte Themen nicht behandeln *wollen*, sie sagen vielmehr, dass bestimmte Themen *nicht behandelt werden müssten.*

Typische Argumente sind:

- *Dieser Themenbereich ist in Ordnung:* So sagen viele unserer Psychosomatik-Klienten schon zu Beginn der Therapie völlig ungefragt, ihre Ehe sei „völlig in Ordnung" (das Rezept dazu sollten sie publizieren, damit ließe sich viel Geld machen!).
  Dieser dezente Hinweis enthält die Botschaft an den Therapeuten, man möge dieses Thema doch bitte aus der Bearbeitung ausklammern, denn es enthalte ja keinerlei Probleme.
- *Das Problem habe ich schon gelöst!* oder *Das ist nicht mehr aktuell!* Auch hier ist die Botschaft, die Behandlung dieser Aspekte sei reine Zeitverschwendung und sollte daher besser unterbleiben.
- *Das ist mir schon alles klar!* ist ein häufiges Statement. Soll heißen: Lassen wir das und wenden wir uns etwas anderem zu. Und implizit stellt der Klient die Frage an den Therapeuten: „Willst Du das etwa bezweifeln?!"
- *Das habe ich alles schon gesagt!* Dies ist eine besonders interessante Variante, denn sie enthält nicht nur die Botschaft, es ist Zeitverschwendung, es noch mal zu besprechen. Sie enthält implizit gleichzeitig eine Warnung an den Therapeuten: „Wenn Du das noch mal fragst, muss ich mich fragen, ob Du nicht zugehört hast oder mich nicht ernst nimmst!"
  Die Aussage enthält gleichzeitig eine *Einschüchterung* des Therapeuten, denn dieser steht, nach Meinung des Klienten, in der Gefahr, sich lächerlich zu machen.

7.6.10 Therapeutischer Umgang mit thematischen Sperren

Kommen thematische Sperren zu Beginn einer Therapie vor, dann sollte ein Therapeut sie zwar registrieren, aber nicht explizit auf sie eingehen. Sehr häufig blenden Klienten bestimmte, unangenehme Themen zu Beginn aus der Therapie aus, weil ihr Vertrauen zum Therapeuten noch nicht ausreicht, derart unangenehme Themen „auszupacken". Dies kann sich dann im Verlauf der Therapie sehr stark ändern: sobald der Klient dem Therapeuten persönlich und fachlich vertraut, traut er sich auch, peinliche Themen anzusprechen. Auf diese Weise entfallen im Therapieprozess in der Regel viele thematische Sperren, die Klienten zu Beginn aufgemacht haben, von selbst. Aus diesem Grund macht es in der Regel wenig Sinn, diese Sperren zu Therapiebeginn zu bearbeiten: Der Therapeut sollte sie registrieren und speichern, um die entsprechenden Themen später in der Therapie anzusprechen, falls der Klient es nicht von sich aus tut.

Anders liegt der Fall, wenn der Klient später in der Therapie (nach der zehnten Stunde) thematische Sperren aufmacht: In diesem Fall sollte der Therapeut dies *nicht* übergehen, sondern die Sperre transparent machen und bearbeiten.

Dabei geht der Therapeut davon aus,

- dass prinzipiell alles in der Therapie bearbeitbar sein sollte, da ansonsten u.U. hoch relevante Aspekte ausgeblendet werden können;
- dass nichts als „klar“ oder „gelöst“ angesehen werden sollte, was nicht geprüft ist;
- dass es keinen Grund gibt, ein Thema nicht noch einmal zu behandeln, z.B., um es noch weiter zu klären, zu verbessern, zu prüfen usw.

Der Therapeut folgt damit wieder der Devise: „Im Gegenteil“. Die Botschaft des Klienten ist: „Lass uns nicht hinschauen“ und die Botschaft des Therapeuten ist: „Im Gegenteil: Lass uns genau hinsehen!“

Sagt der Klient z.B.: „Ich habe keinerlei Probleme in meiner Beziehung.“, dann kann der Therapeut eine *Gegennorm* setzen, z.B. „Es ist, nach allem was man weiß, sehr unwahrscheinlich, dass jemand gar keine Probleme in einer Beziehung hat. Konflikte sind etwas völlig Normales. Daher werden Sie sicher auch irgendwelche Punkte haben, die Sie stören.“ Was der Therapeut hier tut, ist eine „foot-in-the-door-Strategie“: Er möchte den Klienten veranlassen, irgendeinen relevanten Inhalt zu thematisieren, um dem Klienten deutlich zu machen, dass auch *darüber* in der Therapie gesprochen werden kann. Er kann dem Klienten *erläutern*, dass es sinnvoll sei, dennoch wichtige Lebensbereiche in der Therapie auch dann zu thematisieren, wenn sie nicht auffällig problematisch sind, da oft Probleme „verdeckt“ sind. Ein solches Argument eignet sich meist in Kombination mit Argument 1.

Der Therapeut macht deutlich,

- dass es Probleme gibt,
- dass man sie anschauen kann und
- dass man in der Therapie grundsätzlich erst dann davon ausgehen sollte, etwas sei o.k., wenn man es geprüft hat.

Besteht der Klient trotz derartiger strukturierender Aussagen darauf, einen Bereich nicht bearbeiten zu wollen, dann kann der Therapeut den Klienten fragen, was dagegen spricht, sich bestimmte wichtige Lebensbereiche nochmals gründlich anzusehen: Eigentlich spricht nichts dagegen, insbesondere nicht, wenn man gründlich arbeiten will. Blockiert der Klient hier (z.B.: „Ich weiß ja, dass alles in Ordnung ist.“), dann kann der Therapeut den Klienten konfrontieren: „Es ist Ihnen wichtig, dass wir auf keinen Fall dieses Thema behandeln, auch nicht probeweise oder aus Gründen der Gründlichkeit."

Sagt ein Klient, ein bestimmter Bereich (Ehe, Arbeit o.ä.) sei „völlig in Ordnung", dann kann der Therapeut dem Klienten sagen: „Es kann sein, dass dort keinerlei Probleme auftreten. Wir wissen jedoch aus therapeutischer Erfahrung, dass solche Bereiche trotzdem sehr wichtig sein können. Für eine gründliche Therapie ist es daher sehr wichtig, keinen Aspekt unberücksichtigt zu lassen. Daher würde ich Sie bitten, etwas zu dem Bereich zu sagen."

Ein Therapeut muss nicht sofort auf eine thematische Sperre dieser Art eingehen. Oft behält ein Therapeut dies im Kopf, um es später zu thematisieren, falls es dann vom Klienten noch nicht thematisiert wurde (nicht alles, was ein Therapeut versteht, muss er sofort in Handlung umsetzen). Akzeptieren sollte der Therapeut die thematische Sperre jedoch nicht: er sollte sich auf keinen Fall davon abhalten lassen, einen relevanten Aspekt anzusprechen!

Sagt der Klient, ein bestimmtes Problem „sei schon gelöst", dann gibt es zwei Möglichkeiten:

- Das Problem ist tatsächlich schon gelöst: Dann wäre es sehr wichtig zu wissen, wie dem Klienten diese Lösung gelungen ist. Dies könnte wichtige Informationen über Ressourcen und Lösungskompetenzen des Klienten beinhalten, die man in der Therapie weiter ausbauen könnte.
- Das Problem ist keineswegs gelöst, der Klient möchte das Problem aber nicht weiter bearbeiten: In diesem Fall darf der Therapeut der thematischen Sperre auf keinen Fall folgen.

Das nicht bearbeitbare Problem kann u.U. Auswirkungen auf andere Probleme haben, die ohne dessen Einbezug gar nicht sinnvoll angegangen werden können. In jedem Fall aber macht es Sinn, dass der Therapeut diesen Aspekt prüft: Er sollte den Klienten bitten, zu beschreiben, was das Problem war, wie er es gelöst hat und wie es ihm jetzt damit geht. Der Therapeut kann dabei auch darauf hinweisen, wie wichtig es für die Therapie ist, bisherige erfolgreiche Lösungsstrategien des Klienten zu kennen.

Hier verweigert der Klient in der Interaktion direkt die Antwort auf eine Frage. Dies erzeugt für den Therapeuten eine andere Situation: kann er in den beiden vorhergehenden Fällen seine Intervention auch aufschieben (und zu einem späteren Zeitpunkt ausprobieren), so steht er hier unter Handlungsdruck. Er muss etwas machen, da der Interaktionsprozess sonst blockiert ist. Therapeuten haben hier oft die Befürchtung, dass der Klient hier ärgerlich wird, wenn sie insistieren („Haben Sie etwa nicht zugehört?"), oder er den Therapeuten kritisiert („Genügt Ihnen das noch nicht, um sich ein Bild zu machen?"). Der Therapeut sollte sich aber auf keinen Fall vom Klienten einschüchtern und kontrollieren lassen, sondern den Klienten ganz klar und stringent bitten, bestimmte Dinge noch einmal zu sagen.

Der Therapeut kann hier z. B. äußern:

- „Ich weiß, wir haben das schon besprochen. Aber in der Therapie muss man sich oft bestimmte Aspekte mehrmals ansehen, immer unter einer etwas anderen Perspektive. Daher möchte ich Sie bitten, noch einmal auf den Aspekt XY einzugehen."
  oder
- „Ja, wir haben schon Aspekte davon behandelt. Aber Probleme sind meist so komplex, dass man niemals mit einem Mal alles erfassen kann."

Der Therapeut kann hier auch betonen, dass es für eine gründliche Therapie unerlässlich ist, genauer hinzusehen. Er kann die Vermeidung aber auch zum Thema machen, z. B.: „Sie sagen, Sie haben das schon erzählt. Jedoch wird nun klar, dass wir das Problem noch nicht völlig verstanden haben. Ich verstehe nicht ganz, was für Sie dagegenspricht, noch einmal genau hinzuschauen?"

7.6.11 Normalisieren und Generalisieren

Der Klient benennt hier ein Problem, möglicherweise sieht er sogar eigene Determinanten des Problems. Er definiert jedoch dieses Problem und/oder die entsprechenden Determinanten als *normal:* Das Problem weicht nicht von der (meist sozial) definierten Norm ab, es ist *durchschnittlich.* Diese Normalisierung kann konkret auf unterschiedliche Weise passieren. So sagt ein psychosomatischer Klient: „Es gehört ja schon zum guten Ton, Magengeschwüre zu haben. Das erwartet man in unserer Firma." Ein Alkohol-Patient sagt: „Ich trinke nicht mehr als normal. Wenn Sie mich als Alkoholiker bezeichnen, müssen Sie 60 Millionen Bundesbürger als Alkoholiker bezeichnen."

Die Botschaft an den Therapeuten ist: „Entweder es ist eigentlich gar kein Problem (denn es ist o. k.) oder es ist ein Problem, das die meisten haben. Wenn es kein Problem ist, muss ich mich auch nicht damit befassen. Wenn es ein Problem ist, das die meisten haben, dann ist es *nicht spezifisch* mein Problem. Und wenn das so ist, dann müssen wir auch nicht spezifisch bei mir gucken. Im Gegenteil, bei mir zu gucken würde fast bedeuten, von mir zu verlangen, die Verantwortung für andere mit zu übernehmen. Dazu bin ich selbstverständlich nicht bereit!"

Der Klient macht so, explizit oder implizit, eine Argumentationsfigur auf, aus der sich zwangsläufig ableitet, dass

1. kein Grund besteht, dass er seine Problemanteile klärt und,
2. ein solches Vorgehen geradezu eine Zumutung wäre.

Damit schottet sich der Klient vor entsprechenden Interventionen des Therapeuten ab: alle Vorgehensweisen, die die Perspektive internalisieren und den Klienten zur Bearbeitung eigener Anteile veranlassen, werden so als nicht zulässig definiert.

Eine mit dem Normalisieren eng verwandte Strategie ist das Generalisieren. Hier betont der Klient nicht so sehr den Aspekt des „Normalen“, sondern den Aspekt des „Unspezifischen“. Der Klient betont, dass ein Problem für ihn nicht spezifisch ist: „Das Problem haben andere auch!“ oder „Das haben alle!“. Die Botschaft an den Therapeuten ist hier: „Dieses Problem ist etwas Verbreitetes. Wenn es verbreitet ist, kann es nicht an spezifischen Determinanten liegen, die mit mir zu tun haben. Wenn es aber nicht an spezifischen Determinanten liegt, dann brauchen wir auch nicht auf meine Determinanten zu schauen!“

Kann der Therapeut auf diese Argumentationsfiguren nicht angemessen reagieren, dann hat der Klient hier wesentliche Regeln der Therapie definiert und zwar so, dass wichtige Probleme nicht mehr klärbar, nicht mehr bearbeitbar sind: Der Therapeut ist dann mattgesetzt.

7.6.12 Therapeutischer Umgang mit Normalisieren und Generalisieren

Eine Strategie wie „Normalisieren“ oder „Generalisieren“ soll dazu dienen, den eigenen Anteil aus dem Problem herauszukürzen: wenn etwas „normal“ ist, oder wenn es „generell“ gilt, dann hat es nicht etwas speziell mit mir zu tun. Die Botschaft an den Therapeuten ist damit:

- Ich habe ein Problem X.
- Dieses Problem ist normal/verbreitet.
- Daher muss es an generellen Faktoren liegen (Firma, Gesellschaft).
- Damit hat es nichts mit mir zu tun.
- Da es nichts mit mir zu tun hat, brauchen wir nicht bei mir zu suchen.
- Lassen Sie uns daher gar nicht über mich reden.

Durch diese Schlussfolgerungskette hat sich der Klient (explizit oder implizit) aus der therapeutischen Arbeit ausgeblendet und verabschiedet. Akzeptiert der Therapeut dies, dann ist eine klärende Psychotherapie an dieser Stelle praktisch zu Ende (matt in 6 Zügen). Therapeuten spüren dies häufig, sind aber durch das Argument leicht geblufft, weil sie nicht wissen, wie sie damit umgehen sollen.

Die therapeutische „Gegenstrategie“ ist im Grunde recht einfach. Sie baut auf dem „Grundpostulat der Klärungsorientierten Psychotherapie“ auf. Die Schlussfolgerungskette, der der Therapeut dabei folgt, ist folgende:

- Der Klient hat ein Problem X.
- Dieses Problem X besteht darin, dass der Klient auf Situation Y mit der Reaktion Z reagiert.

- Diese Reaktion ist nicht zwangsläufig.
- Selbst wenn viele Personen auf Y mit Z reagieren, so können andere Personen sehr wohl völlig anders reagieren.
- Wenn es Personen gibt, die anders reagieren, dann ist diese Reaktion nicht zwangsläufig.
- Wenn die Reaktion des Klienten jedoch nicht zwangsläufig ist, dann hat sie etwas mit dem Klienten zu tun.
- Wenn sie etwas mit dem Klienten zu tun hat, dann müssen die speziellen, idiosynkratischen, internalen Determinanten des Klienten genauer betrachtet werden.
- Daher muss der Klient im Mittelpunkt der Therapie stehen.

Die Ableitung des Therapeuten kommt damit zu einer ganz anderen Konsequenz als die des Klienten: Der Klient schließt, man müsse seine Person nicht weiter betrachten und der Therapeut schließt, dass man genau dies tun muss.

Der entscheidende Unterschied in den Ableitungen ist der, dass die Reaktion *nicht* als zwangsläufig angenommen wird. Selbst wenn acht Millionen Menschen gleich reagieren, ist es nicht zwingend anzunehmen, dass dies am Reiz liegt: Diese Menschen können ähnliche Ziele und Schemata haben, die sie so und nicht anders reagieren lassen. Liegt es aber an den Menschen, dann muss man diese betrachten, denn dann liegt die Ursachenquelle dort.

Die Folgerung der Zwangsläufigkeit geht völlig verloren, sobald es nur *eine* Ausnahme gibt oder sich eine Annahme denken lässt: Sobald es Menschen gibt, die *anders* reagieren, zeigt dies, dass es individuelle Unterschiede in der Verarbeitung gibt, d. h., dass *Verarbeitungen* die Reaktionen vermitteln. Dann aber muss man sich diese Verarbeitungen ansehen und nicht die Reize, denn dann bestimmen offenbar die Charakteristika der Menschen über die Reaktionen und nicht die Situation.

Sagt der Klient z. B.: „Magengeschwüre sind in der Firma normal!", dann kann der Therapeut antworten: „Das mag schon sein, dass die Firma sehr stressig ist. Dennoch wissen wir, dass jeder anders auf Stress reagiert. Und wir wissen noch nicht, wie *Sie* auf den Stress reagieren. Bevor wir das nicht wissen, können wir Ihnen nicht helfen. Daher müssen wir uns das jetzt genauer anschauen."

Der Therapeut vermeidet es hier strikt, mit dem Klienten zu argumentieren. Er akzeptiert die Annahme des Klienten, dass die Firma stressig ist, leitet jedoch eine andere Konsequenz daraus ab und macht dem Klienten deutlich, dass dieser Weg *notwendig* ist, wenn der Klient eine Veränderung erreichen will.

Sagt der Klient: „Wenn Sie mich als Alkoholiker bezeichnen, dann müssen Sie 60 Millionen Bürger als Alkoholiker bezeichnen!", kann der Therapeut sagen: „Es mag sein, dass Sie nicht mehr trinken als andere. Damit wissen wir aber noch nicht, wie viel *Sie* trinken, wir wissen nicht, ob oder wie gut oder schlecht der Alkohol

Ihnen bekommt, und wir wissen nicht, wie abhängig *Sie* sind. Nicht die anderen, sondern *Sie* sind in Therapie, also müssen wir uns sehr gründlich ansehen, was mit *Ihnen* ist!“

Der Therapeut kann hier der Regel folgen:

- Ob das Problem normal ist, verbreitet, esoterisch oder was auch immer, ist völlig uninteressant!
- Interessant ist, wie der *Klient* reagiert, was der Klient tut, welche Verarbeitungen der Klient hat!
- Kennt der Klient dies nicht, lenkt der Therapeut die Arbeit darauf!

Ähnlich kann der Therapeut mit verwandten Argumenten umgehen, z. B. dem Argument, es sei nutzlos, sich aufzuregen und deshalb brauche man auch in der Therapie über Ärger nicht zu sprechen. Hier kann der Therapeut antworten:

„Es kann sein, dass es nutzlos ist, sich aufzuregen. Das ist aber gar nicht die Frage. Die Frage ist, was lösen Situationen der Art X in Ihnen aus? Wie gehen *Sie* mit dem Ärger um?“ oder:

„Man weiß, dass emotionale Reaktionen in gar keiner Weise davon beeinflusst werden, ob sie „nützlich“ sind oder nicht. In manchen Situationen ist man wütend, egal ob das nützlich ist oder nicht. Die Frage ist daher: Was passiert mit *Ihnen* in der Situation?“

7.6.13 Bagatellisieren und Relativieren

Eine andere Möglichkeit, eine Bearbeitung des Problems zu erschweren und eine klärende Arbeit zu verhindern, ist Bagatellisierung.

Der Klient schildert ein Problem, bestimmte Symptome usw. Der Therapeut macht dann eine Fragestellung dazu auf (z. B.: „Was ist an diesem Problem für Sie besonders belastend?“). Hier könnte der Klient nun beginnen, in eine explizierende Arbeit einzusteigen. Um das zu verhindern, kann er stattdessen abwiegeln: Das Problem sei eigentlich nicht so schlimm, man müsse das gar nicht weiter behandeln, es lohne sich im Grunde gar nicht, sich weiter darum zu kümmern. Geht der Therapeut darauf ein, ist das Problem weg. Es ist aus dem Fokus und damit aus der Bearbeitung entschlüpft.

Wendet ein Klient diese Strategie exzessiv an, kann es passieren, dass gar keine Probleme mehr deutlich werden. Dies war z. B. bei einer unserer Psychosomatik-Klientinnen zu Therapiebeginn der Fall: Sie hatte ihre körperlichen Beschwerden, aber darüber hinaus zerrannen dem Therapeuten alle Probleme sofort wieder zwischen den Fingern. Angeblich war nichts so wichtig oder belastend, dass es hätte thematisiert werden müssen.

Um eine Klärungsarbeit betreiben zu können, benötigt man konkrete, definierte Ausgangspunkte: Um zu bearbeiten, *was* an einer Situation für den Klienten bedrohlich ist, muss erst klar sein, *dass* die Situation bedrohlich ist. Um herauszuarbeiten, aus welchen Motiven ein Klient seinem Vater gegenüber verschüchtert handelt, muss klar sein, *dass* der Klient verschüchtert handelt.

Jede weiterführende, klärende, explizierende Fragestellung setzt voraus, dass man einen Inhaltsaspekt herausgearbeitet hat, an den man eine solche Frage stellen bzw. aus dem man eine solche Frage ableiten kann. Ist jedoch ein solcher Inhaltsaspekt *nicht* bestimmbar, dann ist es auch nicht möglich, weiterführende Fragen abzuleiten: Die explizierende Arbeit sitzt fest.

Eine Möglichkeit, klärende Arbeit und damit die Betrachtung *eigener* Problemdeterminanten zu verhindern, ist Relativierung. Bei *Relativierung* nimmt der Klient eine gerade getroffene Aussage teilweise wieder zurück, schwächt sie ab, bezeichnet sie als unsicher oder unzulässig o.Ä. Damit *verhindert er eine Festlegung* auf diese Aussage: Die Aussage bleibt unbestimmt und ist daher als Ausgangspunkt weiterer Klärungsstrategien unbrauchbar.

Der Klient kann Relativierungen auf sehr unterschiedliche Weise durchführen. Er kann z.B. den *Geltungsbereich der Aussage* einschränken. Er sagt: „Ich fühle mich durch meinen Vater verunsichert." und relativiert dann „Aber nur manchmal." Oder er bezweifelt die Validität seiner Aussage: „Ich weiß selbst nicht, ob ich mich durch meinen Vater verunsichert fühle."

7.6.14 Therapeutischer Umgang mit Bagatellisierung und Relativierung

Bagatellisierung ist eine Strategie, durch die der Klient eine weitere Bearbeitung eines Inhaltsaspektes blockieren kann: wenn alles nicht so schlimm ist, dann lohnt es kaum, sich länger darüber zu unterhalten.

Hier sollte ein Therapeut sich nicht bluffen lassen. Gerade zu Beginn einer Therapie (und dort tritt diese Strategie besonders häufig auf) ist es noch gar nicht so entscheidend, unbedingt an den zentralsten Problemaspekten zu arbeiten. Vielmehr ist es wesentlich, dass der Klient lernt, wie man überhaupt in der Therapie arbeitet. Dies lernt er aber nicht aus Vorträgen des Therapeuten, sondern indem der Therapeut ihm durch entsprechende Interventionen zeigt, worum es geht und was wichtig ist.

Außerdem ist es therapeutisch meist nicht wesentlich, wo man einsteigt. *Ein Therapeut, der stringent arbeitet, kommt mit einem kooperativen Klienten praktisch von jeder beliebigen Stelle zu zentralen Inhaltsaspekten.*

Daher ist das Argument des Klienten, etwas Bestimmtes sei „nicht so schlimm", „nicht so wichtig" o.Ä. hochgradig irrelevant. Dies ist absolut kein Grund dafür, hier nicht in die therapeutische Arbeit einzusteigen. Vielmehr geht es zu Beginn der Therapie und zu Beginn jedes neuen therapeutischen Themas erst einmal darum, *überhaupt* einzusteigen.

Der Therapeut antwortet daher:

- „Sie sagen, es ist nicht *so* schlimm. Aber es ist schon schlimm. Was ist denn schlimm daran?" oder
- „Sie sagen, es sei nicht schlimm, nur etwas unangenehm. Mir ist aber noch nicht klar, was „unangenehm" für Sie hier bedeutet. Können Sie das noch genauer sagen?"

Der Therapeut reagiert hier mit einer Haltung, die oft im Umgang mit Vermeidungsstrategien wesentlich ist. Es ist die Haltung: „*Im Gegenteil*". Der Klient sagt, man brauche diesen Aspekt nicht genauer anzusehen, aber die Intervention des Therapeuten vermittelt: Im Gegenteil, wir müssen uns diesen Aspekt sogar besonders gründlich ansehen.

Für Relativierung gilt im Prinzip das Gleiche wie für Bagatellisierung: Der Therapeut sollte sich nicht bluffen lassen und nicht die Definition des Klienten übernehmen. Selbst wenn ein bestimmter Problemaspekt nur *einmal* aufgetaucht ist, kann man daran u.U. paradigmatisch sehr viel über Verarbeitungen, Schemata usw. des Klienten lernen. Daher besteht therapeutisch absolut kein Grund dafür, einen Inhaltsaspekt nicht aufzugreifen, nur weil er selten auftritt.

Nimmt der Klient eine Aussage wieder zurück, so ist das ebenfalls kein Grund, damit nicht zu arbeiten. Sagt der Klient z.B.: „Angst ist es nicht. Ich weiß nicht so recht, was es ist!", dann hat der Therapeut hier eine Vielzahl von Möglichkeiten, sinnvoll zu intervenieren, z.B.:

- der Therapeut kann den Klienten fragen, was er denn genau spürt; der Klient soll sein Gefühl ernst nehmen und es klären;
- der Therapeut kann, im Sinne des Focusing, ein Gefühl auch klären, wenn es nicht klar bezeichnet werden kann. Selbst mit diffusen Empfindungen kann klärend weitergearbeitet werden;
- der Therapeut kann die Frage aufwerfen, warum es so wichtig für den Klienten ist, alles wieder zu relativieren; oder was es dem Klienten so schwer macht, eine klare, präzise Aussage zu machen. Damit macht der Therapeut das Bearbeitungsproblem selbst zum Thema der therapeutischen Arbeit.

7.6.15 Meta-Bewertungen

Grundsätzlich sollte man bezüglich der Bearbeitung eines Problems oder Problemaspektes zwei Ebenen unterscheiden:

- die Behandlung des Problems selbst,
- die Bewertung des Problems.

Ein Klient schildert z.B. ein Problem mit seiner Partnerin. Er schildert Situationen, beschreibt eigene Verhaltensweisen, Gefühle usw. Er klärt in der explizierenden Arbeit eigene relevante Motive, biographische Aspekte usw. All dies geschieht auf der Ebene der Problembearbeitung.

Der Klient kann jedoch zu dieser Ebene der Problembearbeitung eine Metaebene einnehmen: Er kann seine Probleme betrachten und diese bewerten. Er kann z.B. sagen: „Dieses Problem X ist ein Scheiß-Problem. Ich will es nicht, es belastet mich. Ich ärgere mich darüber, dass ich ein solches Problem habe."

In diesem Fall ist der Klient auf eine Meta-Bewertungsebene gegangen: der Klient bearbeitet nicht das Problem selbst, ist nicht „in" dem Problem, sondern betrachtet das Problem von außen: das Problem ist als Ganzes Objekt der Bewertung geworden. Damit hat der Klient aber den Fokus gewechselt; der Fokus ist nicht mehr beim Problem, sondern bei der *Bewertung des Problems*.

Natürlich kann man prinzipiell auch hier wieder therapeutisch arbeiten. Man kann fragen: „Was ist für Sie so schlimm, ein Problem X zu haben?" usw. Wenn man das tut, muss man sich aber über eines klar sein: man hat den Fokus, das Thema, eigentlich sogar das Problem *gewechselt*. Bearbeitet wird nicht „das Problem X", sondern z.B. „der Ärger *über* Problem X und *dessen Determinanten*". Und diese Determinanten können völlig andere sein als die, die beim Problem X selbst eine Rolle spielen (die Gründe, warum ich mit einer Partnerin Probleme habe, sind wahrscheinlich völlig andere als die Gründe, die determinieren, warum ich mich über das Problem ärgere).

Das heißt aber: *Geht man auf eine Meta-Bewertungsebene, dann ist die Wahrscheinlichkeit sehr groß, dass man damit die Bearbeitung des ursprünglichen Themas verlässt*. Damit macht man aber einen Nebenschauplatz auf, auf den die Kommunikation dann einsteigen kann. Folgt der Therapeut dieser Spur, dann verlassen Therapeut und Klient das Ausgangsthema und machen ein neues auf.

Ein Beispiel für eine solche Strategie ist: Der Therapeut fragt den Klienten bei der Bearbeitung eines Problems: „Was für ein Gefühl löst die Situation aus?" und der Klient antwortet: „Das Gefühl ist unangenehm." (Der Klient sagt also nicht, welches Gefühl die Situation auslöst, sondern wie das ausgelöste Gefühl für ihn ist: unangenehm. Außerdem beantwortet er eine Frage, die man nicht gestellt hat: Man hat *nicht* gefragt „Wie finden Sie das Gefühl, das durch die Situation ausgelöst wird?".)

Durch eine schnelle Intervention kann man zurück zur Spur finden oder der Klient kommt von sich aus hier zurück, d.h., nicht immer ist diese Abweichung problematisch. Wichtig ist mir aber, dass man als Therapeut den *Unterschied* erkennen kann, damit man intervenieren kann, *wenn* der Klient die Spur verliert.

Unproblematisch ist ein solcher Ebenenwechsel, wenn es dem Klienten darum geht, den Ärger über ein Problem „loszuwerden". Manchmal haben Klienten das (nachvollziehbare) Bedürfnis, sich diesbezüglich erst mal „auszukotzen", um sich emotional zu entlasten. Dies versetzt sie dann wieder in die Lage, sich auf das Ausgangsproblem zu konzentrieren (ohne, dass es ständige Ärger-Intrusionen gibt). In dem Fall ist jedoch das Ziel des Klienten, sich „abzureagieren", recht gut ersichtlich. Erkennbar ist auch, dass der Klient „geladen" ist. Dies bedeutet auch, dass meist erst gar nicht mit der Bearbeitung des Problems begonnen werden kann, bevor der Klient sich wieder abgeregt hat.

Wird die Meta-Bewertungsebene als Vermeidungsstrategie verwendet, dann ist der Übergang eher undramatisch: Man bearbeitet schon das Ausgangsproblem und geht von dort aus, kaum merklich, auf die Bewertungsebene über.

Recht häufig ist diese Form bei „Mülleimer"- oder „Armes-Schwein"-Spielen: Hier betonen die Klienten besonders, wie schlimm alles ist, arbeiten aber kaum an den Problemen selbst. Das heißt, sie bewegen sich überwiegend bis ausschließlich auf der Meta-Bewertungsebene.

7.6.16 Therapeutischer Umgang mit Meta-Bewertungen

Geht ein Klient mit seiner Aufmerksamkeit auf eine Meta-Bewertungs-Ebene, dann verlässt er die Bearbeitung des Problems. Der Klient befasst sich dann damit, wie „schlimm", unangenehm oder störend das Problem für ihn ist, aber nicht damit, wie das Problem besser verstanden oder verändert werden kann. Daher ist es in der Regel nicht sinnvoll, sich längere Zeit mit dieser Ebene zu beschäftigen. Was der Klient hier sagt, ist ja im Grunde nur, dass das Problem dringend bearbeitet und verändert werden sollte. Nimmt man dies ernst, dann bedeutet dies aber, dann man möglichst bald mit einer konstruktiven Problembearbeitung beginnen sollte. Und deshalb sollte man die Meta-Bewertungsebene möglichst schnell verlassen.

Der Therapeut kann dies direkt (und prozessdirektiv) tun, indem er z.B. sagt: „Aus dem, was Sie sagen, wird mir sehr deutlich, dass das Problem sehr belastend für Sie ist. Deshalb sollten wir uns dieses Problem nochmals genau ansehen. Vielleicht könnten Sie nochmals sagen, was der wichtigste Aspekt des Problems ist?"

Nur in Ausnahmefällen ist die Meta-Bewertungsebene so relevant, dass sie selbst Gegenstand einer therapeutischen Bearbeitung werden sollte. Dies kann z.B. dann der Fall sein, wenn die Bewertung so extrem ist, dass sie selbst ein Problem bedingt, z.B. wenn ein Klient eine Eigenart von sich extrem ablehnt und der Eindruck entsteht, dass diese negative Selbst-Beurteilung problematischer ist als die Eigenart selbst. Um auf eine Meta-Bewertungsebene einzugehen, sollte der Therapeut aber dafür gute Gründe haben. Ansonsten kann dies leicht dazu führen, dass die therapeutische Arbeit auf einen wenig relevanten und kaum bearbeitbaren Nebenschauplatz führt.

7.6.17 Euphemistische Problemdefinitionen

Eine sehr elegante und von Therapeuten oft nur schwer erkennbare Strategie liegt in einer Bestimmung des Problems an einer Stelle, die recht harmlos ist, also von der kaum Gefahr ausgeht, dass der Therapeut Fragen stellt, die an unangenehme Selbstaspekte heranrühren.

Der Klient kann z.B. einen eher peripheren Problemaspekt als *den* wichtigen Aspekt definieren, wodurch die „heißen" Bereiche dann als peripher und unwichtig erscheinen. Er kann das Problem so definieren, dass es deutlich harmloser, weniger belastend usw. erscheint als es für den Klienten tatsächlich ist.

In allen diesen Fällen benutzt der Klient *euphemistische Strategien:* Strategien der Verharmlosung, Bagatellisierung, verharmlosende Umdefinitionen usw. Die Definitionen können den Fokus des Problems u.U. völlig verschieben, ja geradezu auf den Kopf stellen (bekannte außertherapeutische Bereiche sind etwa, Kriegsschiffe als „Friedensschiffe" zu bezeichnen, oder, wie bei Orwell, das Polizei- und Folterministerium als „Liebesministerium"). Die Strategie ist so, als würde ein Hundephobiker als Begründung, warum er sich einem Hund nicht nähert, anstatt zu sagen: „Ich habe Angst vor dem Hund!", äußern: „Hunde sollten in Ruhe gelassen werden!"

Beispiele solcher Vorgehensweisen sind:

- Ein Klient sagt: „Ich will zu Hause meine Ruhe haben!" Im weiteren Gespräch wird aber deutlich, dass das Problem eigentlich heißt: „Ich habe Angst davor, mich mit meiner Frau zu streiten." Die Definition „ich will meine Ruhe haben" verschleiert das eigentliche Problem hoher Angst/geringer Assertivität. Solange es aber verborgen oder unklar bleibt, kann es auch nicht therapeutisch bearbeitet werden. Geht der Therapeut hier auf „Ruhe haben" ein, dann folgt er der falschen Spur: *Falsche Problemdefinitionen ziehen falsche Problembearbeitungen nach sich!*
- Ein Klient spricht davon, dass berufliche Veränderungen auf ihn zukommen, u.U. eine Versetzung auf einen anderen Arbeitsplatz, und dass ihn dies belaste. Auf die Frage der Therapeutin, was für ihn das besonders Belastende wäre, antwortet der Klient: „Dass ich morgens eine Stunde früher aufstehen muss." An-

gesichts der interaktionellen Schwierigkeiten, die der Klient tatsächlich erwartet, der beruflichen Anforderungen, denen sich der Klient nicht gewachsen fühlt (wie im Weiteren deutlich wird), ist die Antwort geradezu grotesk (was bei der Therapeutin zu dem Gefühl führte, vom Klienten „verarscht“ zu werden, wie sie es in der Supervision ärgerlich ausdrückte).

- Ein außerordentlich verbreiteter Euphemismus ist die falsche Definition von „ich will“ und „ich kann“. Zum Beispiel sagt eine Klientin „ich will mich nicht streiten“. Deutlich wird aber in der weiteren Bearbeitung, dass sie es gar nicht kann. Massive Ängste hindern sie daran. Das „ich will nicht“ klingt wie eine intentionale Entscheidung, als wäre alles o.k.; tatsächlich verbergen sich hier aber massive Ängste und die Klientin hat keineswegs die vorgegebene Wahlfreiheit. Der umgekehrte Fall ist noch verbreiteter: zu sagen „ich kann nicht“, wenn es eigentlich heißen muss „ich will nicht“.
- Eine interessante Definition wird aus folgendem Beispiel deutlich: Eine Klientin, die selbst Psychologin ist, berichtet eine Situation, dass ihr bei einem Vorstellungsgespräch die Hände zitterten und alle dies sehen konnten, weil sie dadurch den Kaffee verschüttete. Sie lieferte dann aber gleich die Erklärung, dass dies Zittern auf eine frühere Situation zurückgehe, in der diese Reaktion „konditioniert“ worden sei. Was sie durch diese Definition dem Therapeuten implizit vermittelt, ist: „Es ist völlig klar, woher das kommt. Die Reaktion ist konditioniert. Weitere, in mir liegende Gründe gibt es nicht. Also brauchen wir auch gar nicht weiter bei mir zu gucken!“ Die Definition ist damit so gestaltet, dass sie a priori eine Indikation für Explizierung ausschließt: Die Klientin hat das Problem von vornherein als harmloses, nicht weiter klärungsbedürftiges „Konditionierungsproblem“ definiert.

7.6.18 Therapeutischer Umgang mit Euphemismen

Das Hauptproblem mit einer euphemistischen Problemdefinition liegt auf der Seite der Verarbeitung, nicht so sehr auf der Seite der Intervention. Für einen Therapeuten ist es oft schwierig zu erkennen, dass ein Klient ein Problem oder einen Zustand in einer Aussage beschönigt, verharmlost, untertreibt oder sogar ins Gegenteil verkehrt. Erkennt der Therapeut dies jedoch, dann sollte er eine Intervention realisieren, die den Euphemismus aufhellt, d.h., die genau das so ausdrückt, wie es dem Gefühl des Klienten nach ausgedrückt werden sollte.

Bemerkt ein Therapeut eine euphemistische Problemdefinition, dann sollte er diese nicht stehen lassen: Euphemismen führen von zentralen Problemaspekten weg, und die therapeutische Arbeit sollte gerade darauf abzielen, zentrale Aspekte herauszuarbeiten. Daher sollte ein Therapeut versuchen, soweit er das aus seinem momentanen Problemverständnis heraus kann, die vom Klienten euphemistisch dargestellten Problemaspekte ungeschönt, deutlich, klar und so zu formulieren, wie der Klient sie eigentlich meint. Sagt ein Klient z. B. „das ist unangenehm", der Therapeut hat aber Anhaltspunkte dafür, dass diese Formulierung so nicht stimmt, kann er stattdessen sagen: „Das hat Sie im Grunde ganz schwer gekränkt." Sagt ein Klient: „Ich streite mich nicht gerne", dann kann der Therapeut, entsprechende Informationen vorausgesetzt, sagen: „Sie haben Angst vor dem Streit, weil Sie sich dem nicht gewachsen fühlen."

Sagt ein Klient auf die Frage, ob es ihm schwerfällt, andere um einen Gefallen zu bitten, „das mache ich lieber selbst", dann sagt der Therapeut „im Grunde fällt es Ihnen schon schwer."

Äußert der Klient z. B. „ich fühle mich nicht besonders", und alle Anzeichen (weitere Informationen, Haltung, Gesichtsausdruck) deuten darauf hin, dass diese Aussage den Zustand des Klienten gar nicht trifft, dann kann der Therapeut sagen: „Im Grunde fühlen Sie sich völlig beschissen."

Arbeitet der Klient über ein biographisches Trauma und der Therapeut fragt, wie denn ein bestimmtes Verhalten der Mutter für den Klienten ist und der Klient antwortet: „Das war nicht so gut.", dann kann der Therapeut, *vorausgesetzt* er verfügt tatsächlich über die entsprechen Daten, sagen: „Sie fühlen sich von ihr völlig im Stich gelassen und eigentlich ganz wertlos."

Auch *passivische Konstruktionen* kann und sollte ein Therapeut umformulieren. Sagt ein Klient z. B.: „Es hat sich im Grunde nichts verändert.", dann sagt der Therapeut: „Sie haben bisher nichts verändert."

Dadurch, dass der Therapeut die euphemistische Definition nicht mitmacht, bestimmt er den tatsächlichen Ort des Problems: Man braucht dann nicht mehr Aspekte zu verschleiern, sondern man kann relevante Aspekte konkret benennen, hinterfragen, bearbeiten. Dies bringt so gut wie immer einen Fortschritt im Prozess. Das nun klar benannte Problem kann nun in seiner Bedeutung für den Klienten analysiert, bearbeitet werden; der Prozess wechselt von „Problem-Umkreisen" zu „Problem-Bearbeiten".

Die euphemistische Darstellung hält Distanz; der Klient kann verhindern, dass unangenehme Schemata aktiviert werden, und er unangenehme Gefühle erleben muss. Dies ist aber ungünstig: wenn der Klient das Schema nicht aktiviert, dann ist es auch nicht bearbeitbar. Dies ist oft ein wesentlicher Grund, warum ein Euphemismus des Klienten durch den Therapeuten aufgehoben werden muss. Denn sobald der Therapeut das Problem, die Empfindung so formuliert, wie es für den Klienten stimmig ist, aktiviert dies meist das Schema. Der Klient kann die Distanzierung nicht mehr aufrechterhalten, das Schema spricht an und erzeugt entsprechende emotionale Reaktionen.

Therapeuten trauen sich oft nicht, Aspekte so hart, deutlich, unverfälscht zu formulieren, wie sie der Erfahrung des Klienten entsprechen (der Klient *hat* sich so einsam und wertlos gefühlt! Der Therapeut redet es ihm nicht ein, sondern aktiviert nur eine reale Erfahrung). Das Vorgehen erscheint ihnen zu brutal. Analysiert man diese Aspekte näher, dann werden hier oft eigene Schemata der Therapeuten deutlich, vor deren Aktivierung sie selbst Angst haben. Wahrscheinlich kann ein Therapeut mit den Klienten Traumata erst dann bearbeiten, wenn er seine eigenen Traumata hinreichend geklärt hat.

7.6.19 Realitätskonstruktionen als Realität

Psychologisch muss man davon ausgehen, dass Menschen niemals wissen können, was „Realität" genau ist: Sie haben immer nur ein mehr oder weniger gut funktionierendes *Modell* von Realität, was stark durch Wissen, Schemata, Bewertungen usw. geprägt ist. Daher kann jedes Modell prinzipiell überprüft und hinterfragt werden und genau das ist ja einer der zentralen Aspekte von Psychotherapie.

Im Grunde haben wir alle immer nur eine „Konstruktion" von Realität und die kann günstig oder ungünstig sein. Und Klienten werden sehr oft sehr gut daran tun, ihre Konstruktion von Realität zu hinterfragen und zu modifizieren. Daher ist es eine Vermeidungsstrategie, wenn Klienten behaupten, sie hätten „die Realität" erkannt und diese Erkenntnis sei nicht hinterfragbar. Eine solche fundamentalistische Behauptung sollte man Klienten „nicht durchgehen lassen"!

Zum Beispiel sagt ein Therapeut: „Das sehen Sie so", und der Klient sagt: „Nein, das sehe ich nicht so, das *ist* so." Was der Klient dem Therapeuten damit eigentlich sagen will, ist: „Bitte lassen Sie mich mit Ihren Fragen in Ruhe und stellen Sie meine Annahmen nicht in Frage!" Wenn der Klient aber etwas tun und ändern will, kann der Therapeut genau das *nicht* tun.

Der Therapeut kann auf ein solches Statement des Klienten erwidern: „Ich respektiere, dass Sie das im Augenblick so sehen. Aber aus meiner Sicht ist es ein zentraler Aspekt von Psychotherapie, Annahmen zu hinterfragen. Und wenn man das tut, ist es meine Erfahrung, dass man neue Aspekte, neue Wege und neue Lösungen findet."

Später kann der Therapeut dann das Handeln des Klienten zum Thema machen, indem er

- die Intentionen des Klienten explizit macht: „Sie möchten nicht, dass wir Ihre Annahme hinterfragen." (Sagt der Klient dann: „Nein, es ist einfach so", kann der Therapeut sagen: „Wenn es so ist, dann spricht doch auch nichts dagegen, es zu hinterfragen, denn dann kann ja nichts weiter passieren.")
- versucht, den Grund für die Vermeidung zu klären: „Was macht es so wichtig für Sie, an dieser Annahme festzuhalten, sie nicht zu prüfen? (Insbesondere, da sie Ihnen möglicherweise Probleme bereitet?)"

7.6.20 Zwangsläufigkeitskonstruktionen

Zwangsläufigkeitskonstruktionen sind solche, mit denen ein Klient behauptet, etwas müsse so sein, man müsste sich so und so entwickeln, man habe nie eine Wahl gehabt und hätte sich auch nie anders entscheiden können. Zwangsläufigkeitskonstruktionen dienen häufig der Exkulpierung (Entschuldung): Der Klient will deutlich machen, dass er für sein Handeln, sein „So-sein" nichts kann, sondern dass „Umstände", andere Personen etc. dafür die Verantwortung haben.

So sagt z. B. ein Klient zum Therapeuten:

- „Wenn Sie eine Biographie hätten wie ich, würden Sie auch saufen."
- „Aus mir ist nichts geworden, weil meine Eltern mich nie gefördert haben."
- „Ich bin immer von meinen Eltern schlecht behandelt worden, deshalb kann ich heute nicht anders." *oder*
- „Ich bin so, wie ich bin."
- „Ich bin halt so."

Wie ein Therapeut damit umgeht, hängt stark davon ab, ob sich die Konstruktion

- auf die Vergangenheit,
- den Jetzt-Zustand oder
- die Zukunft bezieht.

Im Hinblick auf die Vergangenheit muss ein Therapeut die Konstruktion nicht in Frage stellen. Ob die Eltern am „So-Sein" des Klienten Schuld sind oder nicht, lässt sich nicht mehr rekonstruieren und es ist im Grunde genommen auch völlig gleichgültig: Acta est fabula!

Man kann also dem Klienten diese Art von Exkulpierung durchaus gönnen! Dies gilt aber *nicht* für die Jetzt-Zeit oder für die Zukunft. Denn psychologisch muss man von einer grundlegenden Erkenntnis ausgehen:

> Man kann sein Leben nur selbst kontrollieren und damit auch selbst verändern, wenn man für sein Handeln und seine Konsequenzen die Verantwortung übernimmt!

Attribuiert man Ursachen external, dann ist man auch von externalen Ursachen abhängig und man hat keinerlei Veranlassung, etwas selbst zu verändern! Daher kann ein Therapeut in diesen Fällen dem Klienten eine Unlösbarkeitskonstruktion *niemals* durchgehen lassen! Und genau mit diesen Aspekten kann der Therapeut den Klienten auch konfrontieren. Der Klient hat im Grunde nur *zwei* Alternativen: Er übernimmt Verantwortung und ändert was oder er tut es nicht und ändert nichts! Der Klient möchte aber oft, dass der Therapeut ihm die „fiktive dritte Alternative" anbietet: Eine, die nicht anstrengend ist, die nichts kostet, aber die alle Probleme löst!

In diesem Fall sollte der Therapeut die sogenannte „Alternativkonfrontation“ realisieren: „Aus meiner Sicht haben Sie nur die Wahl zwischen genau *zwei* Alternativen: *Sie* ändern selbst etwas oder *es* ändert sich gar nichts! Entweder Sie übernehmen selbst die Verantwortung für Ihre Veränderung oder es wird gar nichts passieren!“ *Und:* „Denn niemand wird Sie retten oder erlösen: Wenn Sie darauf warten, dann können Sie *sehr* lange warten, es wird nicht passieren!“

Entgegnet der Klient: „Aber es ist doch ungerecht, dass ich schon wieder alles machen muss, obwohl ich gar nicht daran Schuld bin!“, kann ein Therapeut entgegnen: „Ja, es kann sehr gut sein, dass das alles ungerecht ist. Aber wenn Sie nichts tun, wird es auch ungerecht bleiben. Wenn Sie aber selbst etwas tun, dann können Sie es ändern.“ *und:* „Wenn Sie nichts tun, dann bleibt alles, wie es ist. Ich weiß wirklich nicht, ob Sie das wollen?“ *und:* „Denken Sie daran: Man kann sich nicht nicht entscheiden: Wenn Sie denken, dass Sie sich nicht entscheiden, dann entscheiden Sie sich immer dafür, *nichts* zu ändern!“

7.6.21 Unlösbarkeitskonstruktionen

Unlösbarkeitskonstruktionen sind solche Strategien, bei denen Klienten ein Problem als nicht lösbar definieren, z. B.

- „Da kann man nichts machen.“
- „Da gibt es keine Lösung.“
- „Ich kann das nicht ändern.“

Unlösbarkeitskonstruktionen haben bei Klienten mit Persönlichkeitsstörungen immer einen appellativen Charakter der Art: „Ich kann es nicht lösen, also, lieber Therapeut, löse Du es für mich. Streng Dich an und gib Dir gefälligst Mühe.“

Bei Klienten mit CEDE haben Unlösbarkeitskonstruktionen dagegen *resignativen* Charakter: Der Klient ist davon überzeugt, dass er nichts tun kann und dass „man“ nichts tun kann. Infolgedessen erwartet er vom Therapeuten auch gar nicht, dass der etwas tun kann. Dennoch sind diese Konstruktionen sehr ungünstig, denn der Klient definiert einen Aspekt des Problems als unlösbar und damit auch als nicht bearbeitbar: Folgt man dieser Konstruktion, dann wird der Aspekt damit tatsächlich unlösbar!

7.6.22 Therapeutischer Umgang mit Unlösbarkeit

Daher sollte ein Therapeut solche Konstruktionen niemals stehen lassen, denn sie können leicht die therapeutische Arbeit vollständig sabotieren. Sagt ein Klient z. B. „Da gibt es keine Lösung“, dann kontert der Therapeut „Ich verstehe, dass Sie im Augenblick keine Lösung sehen, aber Sie sind ja nun bei einem Therapeuten und hier sollten wir nun mal ganz anders an die Sache herangehen, als Sie das normalerweise tun. Daher schlage ich Ihnen vor, dass wir zunächst einmal versuchen, das Problem ganz neu zu analysieren und versuchen, es zunächst einmal ganz genau und gründlich zu verstehen. Meiner Erfahrung nach ergeben sich aus einem neuen Verständnis des Problems dann auch ganz neue Ansätze für eine Lösung.“ Auch hier gilt somit: Klären vor lösen. Und insbesondere gilt: Klären vor resignieren!

Kapitel 8 Weitere therapeutische Maßnahmen

Hier werden noch weitere therapeutische Maßnahmen dargestellt, die man in der Therapie von Klienten mit PVS realisieren sollte: Da diese Maßnahmen aber nicht mehr für Klienten mit PVS charakteristisch sind und da die Strategien schon an anderen Stellen ausführlich beschrieben worden sind, soll die Darstellung hier nur kurz sein.

8.1 Klären relevanter Schemata

Klienten mit PVS weisen ungünstige Schemata auf, die den psychosomatischen Verarbeitungsstrukturen zugrunde liegen. Es sind Schemata wie:

- Wenn ich mich wehre, wird alles schlimmer.
- Wenn ich Konflikte eingehe, werde ich abgelehnt.
- Wenn ich mich abgrenze, wird mir die Beziehung gekündigt.
- Wenn ich die Erwartungen anderer nicht erfülle, dann bleibt eine Beziehung nicht stabil. *Aber auch:*
- Ich kann mich nicht effektiv abgrenzen.
- Ich stehe einen Konflikt nicht durch.
- Meine Handlungen haben in der Realität keinen Effekt. u. a.

Um die PVS der Klienten effektiv zu bearbeiten, müssen alle diese Schemata geklärt, expliziert werden: Dazu müssen Therapeuten den Prozess der Klienten in hohem Maße steuern, sodass die Klienten Schritt für Schritt

- eine internale Perspektive einnehmen,
- Fragestellungen folgen,
- sich auf interne Verarbeitungsprozesse fokalisieren,
- Kognitionen klären,
- Schemata rekonstruieren.

Da die Techniken zur Klärung und Steuerung an anderer Stelle sehr ausführlich beschrieben werden, soll hier nur auf die entsprechende Literatur hingewiesen werden, vgl. vor allem: Sachse, 2003, 2008, 2016a, 2016b; Sachse, Fasbender & Breil, 2009; aber auch: Sachse, 1990a, 1990b, 1990c, 1991a, 1991b, 1991c, 1992a, 1992b, 1992c, 1993a, 1993b, 1995a, 1995b, 1995c, 1998, 1999, 2006b, 2007.

Wesentlich ist dabei auch, dass Therapeuten den Klienten durch sogenannte „Explizierungen“ aktiv bei der Klärung helfen. Dabei entwickelt der Therapeut eine belegbare Hypothese darüber, was ein Klient genau meint, und teilt die dem Klienten als Heuristik mit (Sachse & Sachse, 2011).

8.2 Bearbeitung von Schemata

Die geklärten, relevanten Schemata müssen dann aber noch therapeutisch bearbeitet, sie müssen gehemmt und es müssen funktionale Schemata alternativ aufgebaut werden. Dazu verwenden wir die Technik des Ein-Personen-Rollenspiels (EPR), bei dem der Klient angeleitet wird, als sein eigener Therapeut zu fungieren, seine dysfunktionalen Annahmen mit Unterstützung des Therapeut/Supervisors zu disputieren, zu „bekämpfen“ und Alternativannahmen zu entwickeln.

Auch diese Technik ist an anderer Stelle ausführlich beschrieben worden (vgl. vor allem Sachse, Püschel, Fasbender & Breil, 2008; aber auch: Breil & Sachse, 2009; Sachse, 1983, 2006b, 2013b, 2014, 2015a, 2016b; Sachse, Breil & Fasbender, 2009; Sachse & Fasbender, 2013).

8.3 Alienation

Alienation spielt bei Klienten mit PVS eine sehr wesentliche Rolle: Die Klienten kennen ihre Motive und Präferenzen nicht, und dies macht ihnen viele Probleme. Daher sollten Therapeuten der Bearbeitung der Alienation speziell Aufmerksamkeit schenken.

8.3.1 Begriff und Relevanz von Alienation

Alienation ist ein von Kuhl geprägter Begriff (Baumann & Kuhl, 2003; Beckmann, 1997; Kuhl, 1995; Kuhl & Beckmann, 1994a; Kuhl & Kaschel, 2004; Kuhl & Kazen, 1994). Alienation bedeutet „Entfremdung“. Gemeint ist damit die Entfremdung einer Person von ihren eigenen Motiven, Bedürfnissen, Zielen, ihrer „Präferenz-Struktur“.

Nach Kuhl unterscheiden sich Personen stark darin, wie gut ihr Zugang zu ihrem eigenen Bedürfnis- oder Motiv-System ist. Es gibt Personen, die einen guten Zugang zum eigenen Motiv-System aufweisen und die demzufolge auch über eine gute bewusste Repräsentation ihrer Wünsche und Bedürfnisse verfügen: Sie wissen, was sie wollen oder nicht wollen, was sie brauchen oder nicht brauchen, was sie wünschen, was ihnen wichtig ist, was sie anstreben und was sie vermeiden möchten.

Sie können sich demzufolge nach *eigenen internalen Standards* richten, ihr Handeln und ihre Entscheidungen auf ihr eigenes Wertesystem beziehen und ihre Wünsche und Bedürfnisse in ihrem Handeln realisieren. Sie sind damit *selbstregulativ:* Ihr Handeln und ihre Bedürfnisse stehen im Einklang, sind kongruent, sie orientieren sich nach eigenen, internalen Standards. Sie wissen selbst sehr genau, was sie wollen, wofür sie sich entscheiden sollen, was sie anstreben usw. Sie sind an sich selbst orientiert und „im Einklang mit sich selbst".

Es gibt aber auch Personen, die einen schlechten Zugang zu ihrem eigenen Bedürfnis- und Motiv-System haben: Sie sind von diesem System entfremdet (= Alienation). Sie weisen keine oder nur eine sehr lückenhafte Repräsentation eigener Wünsche und Bedürfnisse auf; die Folge davon ist, dass sie *nicht* wissen, was sie wollen oder nicht wollen; dass sie nicht wissen, was ihnen gut tut oder nicht; dass sie nicht wissen, welche Ziele sie verfolgen sollen u. ä. Sie weisen damit auch *keine* internalen, eigenen Standards auf, an denen sie sich orientieren können. Dadurch ist auch ihre Fähigkeit, sich zu entscheiden, beeinträchtigt. Sie stehen auch in der Gefahr, an ihren Bedürfnissen und Motiven vorbeizuleben, weil sie ja gar nicht wissen, welches ihre Bedürfnisse sind und sich gar nicht nach internen Standards richten können. Diese Personen weisen damit *keine* Grundlage für eine funktionierende Selbstregulation auf: Sie können sich nicht nach eigenen Werten orientieren, sie können so etwas wie eine Kongruenz innerhalb ihres psychischen Systems gar nicht herstellen.

Damit sind diese Personen in doppelter Weise beeinträchtigt: Sie können weder *aktuell* klären, was eigene wichtige Motive sind, noch können sie Wissen darüber im Gedächtnis „abfragen". Sie haben damit nur unzureichend Kenntnis über ihr eigenes Motiv-System. Damit sind sie aber *von einer wesentlichen internen Informationsquelle abgeschnitten.* Wenn man aber annimmt, dass z.B. für längerfristige Handlungsplanungen, für Entscheidungen, für das Abwägen von Alternativen (d.h., für Prozesse vor Überschreiten des Rubicon, vgl. Heckhausen & Kuhl, 1985; Heckhausen et al., 1987) der Zugang zum eigenen Motiv-System bzw. zu dessen Repräsentationen wesentlich ist, dann sollte bei diesen Personen die Handlungssteuerung beeinträchtigt sein. Die Gefahr, Entscheidungen zu treffen, Pläne zu machen und zu verfolgen usw., die mit dem eigenen Motiv-System gar nicht kompatibel sind, diesem sogar widersprechen, ist groß. Gerade für relativ schnelle Entscheidungen, Abwägungen usw. ist es unfunktional und z. T. völlig unmöglich, aktuell in eine Klärung der eigenen Motive einzusteigen. Hier ist es nötig, auf eine valide Repräsentation des eigenen Motiv-Systems zurückgreifen zu können. Eine

Repräsentation ist als schnell verfügbare Entscheidungsgrundlage sehr wesentlich. Ohne eine solche Grundlage (und ohne die Möglichkeit eines aktuellen Zugangs zum Motiv-System) ist eine Selbstregulationsstörung schon vorprogrammiert.

8.3.2 Therapeutische Bearbeitung der Alienation

Wie deutlich geworden ist, wissen Klienten oft nicht, an welchen Indikatoren sie überhaupt erkennen können, was ihr affektives Verarbeitungssystem ihnen „mitteilt": Sie wissen gar nicht, auf was sie ihre Aufmerksamkeit richten sollen, wonach sie überhaupt suchen sollen, um relevante Indikatoren zu finden.

Hier ist eine basale Übung von Bedeutung: Therapeut und Klient legen sechs Situationen fest. Dabei definiert der Klient drei Situationen, in denen er klar weiß, dass diese Situationen für ihn positiv waren, dass er sich in ihnen wohlgefühlt hat, dass sie ihm gut getan haben. Dann definiert der Klient drei Situationen, über die er weiß, dass er sich in ihnen *nicht* wohlgefühlt hat, dass sie ihn belastet haben, dass sie ihm unangenehm waren, dass er sie am liebsten schnell wieder verlassen hätte.

Der Therapeut arbeitet dann mit dem Klienten alle Situationen systematisch durch, vielleicht eine pro Stunde. Dazu berichtet der Klient zunächst die Situation so konkret wie möglich; der Therapeut versucht, sich die Situation so konkret wie möglich vorzustellen; gelingt ihm das an bestimmten Stellen der Beschreibung nicht, dann stellt er dem Klienten konkretisierende Fragen: Was genau ist passiert? Was hat X getan? Was haben Sie genau getan? usw., bis er sich diese Aspekte genau vorstellen kann.

Ist die Situation beschrieben, dann bittet der Therapeut den Klienten, sich die Situation nun vorzustellen, so konkret und plastisch wie möglich, die Vorstellung zu halten und auf sich wirken zu lassen. Der Therapeut fragt den Klienten dann, was die Vorstellung in ihm auslöst. Hat der Klient nun wieder ein ähnlich unbehagliches Gefühl wie in der Original-Situation, dann wird nun weitergearbeitet; löst die Situation im Klienten nichts aus, dann versucht man es später noch einmal oder man sucht eine andere Situation aus.

Löst die Situation im Klienten etwas aus, z. B. Unbehagen, dann geht der Therapeut mit dem Klienten systematisch Fragen durch, z. B.:

- Beschreiben Sie einmal Ihr Unbehagen!
- Wie spüren Sie Ihr Unbehagen?
- Können Sie das irgendwo im Körper spüren?
- Wie fühlt sich das an?
- Was würden Sie jetzt am liebsten tun?

- Was genau macht die Situation für Sie unbehaglich?
- Was stört Sie?
- Was würden Sie am liebsten ändern?

Nach diesem Schema geht der Therapeut auch positive Situationen durch:

- Wo spüren Sie das positive Gefühl?
- Können Sie es im Körper lokalisieren?
- Was genau spüren Sie?
- Wie fühlt sich das an?
- Was sagt Ihnen das Gefühl?
- Was würden Sie jetzt am liebsten tun?
- Was genau ist an der Situation angenehm?
- Was löst die positiven Gefühle aus?

Eine Übung zur Überwindung der Alienation kann der Klient als Hausaufgabe im Alltag ausführen. Die Übung besteht darin, an ganz alltäglichen und im Grunde trivialen Dingen oder Handlungen herauszufinden, wie man sie findet, was man davon hält, ob man sie mag oder nicht. Zum Beispiel soll der Klient beim Duschen das Duschgel auf seine Hand schütten und dann einen Moment innehalten, sich Zeit nehmen; er soll an dem Duschgel riechen und sich fragen:

- Riecht das für mich gut?
- Mag ich den Geruch?
- Was mag ich an dem Geruch?
- Oder mag ich den Geruch nicht?
- Wenn nein, was mag ich an dem Geruch nicht?
- Ist mir das Gel wirklich angenehm?
- Möchte ich es verwenden?
- Oder möchte ich ein anderes?

Durch solche Übungen soll der Klient lernen,

- sich Zeit für sich zu nehmen, sich Zeit zu nehmen für ein paar einfache Reflexionen, für eine Selbst-Besinnung;
- seinen Alltag nicht einfach automatisiert und „as usual" ablaufen zu lassen;
- sich zu fragen, was er wirklich will, ob etwas, was er tut, wirklich für ihn o.k. ist oder nicht;
- *dass* er Dinge und Handlungen hinterfragen kann, *dass* er nicht einfach etwas tun muss, weil er es bisher immer getan hat, sondern, dass er Abläufe in Frage stellen kann;
- dass er tatsächlich herausbekommen kann, was ihm gut tut, was er möchte oder nicht möchte.

Diese Übung soll der Klient im Alltag mit verschiedenen Situationen durchführen und zwar jeweils mehrfach, z. B.:

- Wenn er einen Auftrag erhält, soll er sich fragen: „Will ich das übernehmen? Ist das gut für mich? Werde ich davon profitieren? Oder stört mich das? Werde ich dadurch belastet oder belästigt?“
- Wenn er mit einem Partner zusammen ist, kann er sich fragen: „Was gefällt mir an der Situation? Kann ich die Situation genießen? Stört mich etwas? Wenn ja, was? Was würde ich mir wünschen? Was könnte der Partner für mich tun? Was würde mir gut tun?“
- Wenn der Klient sich in einer Situation befindet, von der er merkt, dass sie ihm unangenehm ist, dann kann er sich fragen: „Was stört mich an der Situation? Was möchte ich nicht? Was tut mir nicht gut? Was würde ich am liebsten ändern? Woran merke ich, dass mich etwas stört?“
- Das gleiche sollte der Klient aber auch in Situationen tun, in denen er sich deutlich wohlfühlt; sich fragen: „Welche Aspekte der Situation sind es, die mir gut tun? Was genau genieße ich? Woran merke ich, dass es mir gut geht?“

Der Therapeut sollte den Klienten bitten, Situationen aus folgenden Lebensbereichen auszuwählen:

- Aus dem Berufsalltag.
- Aus dem Freizeitbereich.
- Aus der Partnerschaft.

Jede Situation wird wieder konkret beschrieben und so konkret wie möglich vorgestellt, und der Therapeut geht dann mit dem Klienten Fragen durch:

- Wie wirkt die Situation auf Sie?
- Was löst die Situation in Ihnen aus?
- Ist Ihnen die Situation eher angenehm oder eher unangenehm?
- Was an der Situation macht diese angenehm oder unangenehm?
- Was spüren Sie? Spüren Sie etwas in Ihrem Körper? Wie fühlt sich das an? Wo fühlen Sie es?
- Was würden Sie in der Situation am liebsten tun?
- Was sollten die anderen Personen tun?
- Wie sollte sich die Situation ändern?
- Wie wäre die Situation für Sie ideal?

Bezüglich der Bearbeitung der Alienation siehe auch die Überlegungen und Vorgehensweisen bezüglich der Konzepte „Achtsamkeit“ (vgl. Anderssen-Reuster, 2007; Fasbender, 2009; Grossmann et al., 2004; Hayes et al., 2002, 2007; Heidenreich & Michalak, 2004; Michalak et al., 2007; Segal et al., 2002; Shapiro et al., 1998; Wurll, 2007).

8.4 Trainings

Da viele Klienten nie in ihrem Leben eine gezielte Abgrenzung betrieben haben oder Konflikte eingegangen sind, ist es häufig erforderlich, solche Aspekte mit Klienten systematisch zu trainieren. Viele Klienten können sich auch gar nicht vorstellen, dass man sich deutlich *und gleichzeitig* freundlich abgrenzen kann; dass man „nett“ nein sagen kann u.a. Sie können sich auch nicht vorstellen, dass sie Konflikte konstruktiv führen können, dass man verhandeln und dabei seine eigenen Wünsche konstruktiv einbringen kann.

Ein Therapeut sollte hier genau analysieren, was die Defizite eines Klienten sind und was genau er können/lernen sollte. Danach sollte er ein auf den Klienten zugeschnittenes Programm mit dem Klienten realisieren, wobei er sich durchaus an den Trainingsprogrammen zur sozialen Kompetenz orientieren kann (vgl. Hinsch & Wittmann, 2003; Merkle, 2001; Pfingsten, 1984, 2007, 2009).

Kapitel 9 Klärungsorientierte Psychotherapie bei einer Klientin mit psychosomatischer Verarbeitungsstruktur

Das Transkript ist die vierte Therapiesitzung mit einer 31-jährigen Klientin, von Beruf Bankkauffrau, die seit zwei Jahren die Diagnose Colitis Ulcerosa hat und die aufgrund des Rates ihres Internisten die Therapie aufgesucht hat. Therapeut ist RS.

9.1 Die Klientin

Die Klientin zeigt dem Therapeuten gegenüber die typische Interaktion einer Klientin mit psychosomatischer Verarbeitungsstruktur: Sie realisiert ein hohes Maß an Vermeidung, zeigt praktisch keine internale Perspektive und hat kaum ein Bewusstsein für ihre Probleme: „Eigentlich" ist ja alles in Ordnung. Andererseits geht sie aber in eine Beziehung zum Therapeuten und realisiert praktisch kein manipulatives Verhalten. Sie macht im Gespräch ein hohes Ausmaß an Alienation deutlich, eine starke Tendenz zur Selbstüberlastung, eine hohe Erwartungsorientierung und mangelnde Abgrenzung.

9.2 Das Transkript

Th1: „Ja, Frau X. Das letzte Mal hatten wir ja eine Hausaufgabe vereinbart. Ich hatte Sie gebeten, noch mal zu gucken, was in Ihrem Leben nicht optimal läuft, ... "

Kl1: „Hmm."

Th2: „... dass Sie einfach mal gucken: Was stört Sie? Was belastet Sie? Was belästigt Sie? Was würden Sie gerne ändern? Auf was sind Sie gekommen?"

Kl2: „Ja, ich fand das sehr schwierig."

Th3: „Ja. Das ist auch schwierig."

Kl3: „Ähm, ich hab versucht, mich dem anzunähern, indem ich einfach mal gucke, so: Welche Lebensbereiche hab ich? Also da so strukturiert ranzugehen, aber dann ist mir aufgefallen ... die Arbeit, also ich hatte Ihnen ja schon erzählt, ich arbeite bei der Bank. Da ... also, hab' ich keine Probleme."

Th4: „Hmm."

Kl4: „Nicht, dass ich wüsste. Also ich arbeite da jetzt auch schon seit 16 Jahren, also, da ist eigentlich alles okay."

Th5: „Es ist ja auch nicht so wichtig, dass Sie gucken: Gibt es große Probleme? Aber meine Erfahrung ist, wenn man in irgendeinem Bereich gearbeitet hat, hat man ja immer mal Ärger mit Kollegen oder wo man denkt: „Ach, das läuft nicht so richtig!"

Kl5: „Na ja."

Th6: „Dass Sie einfach mal gucken, so in letzter Zeit, gab's Sachen, wo Sie den Eindruck hatten: „Das hätte ich gerne anders gehabt. Ich hätte gerne Kollegen, die anders mit mir umgehen." Oder ..."

Kl6: „Ja, also was ich jetzt an dem Job nicht so gut finde, sind die vielen Überstunden, ..."

Th7: „Hmm."

Kl7: „... die man immer machen muss und die ich da häufig mache, aber ansonsten ..."

Th8: „Was ist mit diesen Überstunden?"

Kl8: „Ja, es ist einfach viel zu tun. Aber das haben andere in ihren Jobs auch."

Th9: „Hmm."

Kl9: „Also von daher, das ist ja ganz normal."

Th10: „Wie geht's Ihnen denn damit?"

Kl10: „Och ja, pff, ich kann jetzt nicht sagen, dass ich das schön find, aber ... ja, es gehört halt dazu."

Th11: „Hmm. Was heißt das? Was würden Sie sagen? Nicht schön finden ..."

Kl11: „Ja, ich wär auch lieber bei meiner Familie zu Hause."

Th12: „Hmm. Das merken Sie auch. Sie wären lieber bei Ihrer Familie zu Hause."

Kl12: „Joa, wobei, wenn ich mal da bin, dann ist es auch in Ordnung, aber ..."

Th13: „Es ist in Ordnung. Was meinen Sie: Es ist in Ordnung?"

Kl13: „Ja, also, pff, ich mach' mir da keine Gedanken drüber."

Th14: „Hmm."

Kl14: „So, also, wie gesagt. Das macht ja fast jeder."

Th15: „Überstunden."

Kl15: „Ja, also alle, die ich kenne machen Überstunden."

Th16: „Na ja, man kann es machen, aber man muss es ja nicht toll finden. Was Sie sagen, wenn ich Sie richtig verstehe, ist, Sie finden es schon gerade nicht toll."

Kl16: „Hmm. Ja."

Th17: „Mögen Sie mal sagen, was das heißt: nicht toll?"

Kl17: „Joa ... so nach 10 Stunden ... dann bin ich auch ..., ja dann, dann möchte ich auch gern nach Hause."

Th18: „Hmm."

Kl18: „Also dann merk' ich auch, dann bin ich müde."

Th19: „Also dann reicht's Ihnen."

Kl19: „Genau."

Th20: „Und was machen Sie da?"

Kl20: „Sie meinen inhaltlich? Was ich da arbeite?"

Th21: „Nein, ich meine, wenn Sie merken, dass Sie müde sind, was tun Sie dann? Versuchen Sie's zu überspielen oder dass Sie sagen: „Och, muss ich durchhalten", oder ..."

Kl21: „Ja, also ich mach' mir da gar keine Gedanken drüber."

Th22: „Also eigentlich versuchen Sie, es nicht wahrzunehmen. Irgendwie zu gucken: „Ach, halte ich durch", oder „Schaff' ich schon."

Kl22: „Ja, obwohl ich mich da jetzt nicht so bemühe. Also ich bemüh' mich jetzt nicht, da nicht dran zu denken. Ich denk' da einfach, also in dem Augenblick ist das ... ist das halt so."

Th23: „Aber letztlich merken Sie schon, das ist nicht so ideal."

Kl23: „Ja, jetzt, wo wir drüber gesprochen haben ... hm ... na ja. So schön find' ich's nicht. Aber auch nicht so schlimm."

Th24: „Hmm. Hmm."

Kl24: „Ja ... also ... so ..."

Th25: „Ja, aber ich find's ganz spannend, einfach mal zu gucken ... Wenn Sie sagen: „So schön find' ich's nicht."

Kl25: „Hmm."

Th26: „Wie kriegen Sie das mit? Woran merken Sie das, dass Sie's nicht schön finden? Irgendwie müssen Sie's ja merken."

Kl26: „Hmm."

Th27: „Irgendwas müssen Sie ja bemerken, dass Sie sagen können: „Ich find's nicht schön."

Kl27: „Ja."

Th28: „Haben Sie 'ne Idee? Was fällt Ihnen auf? Was wird Ihnen deutlich?"

Kl28: „Ich weiß gar nicht."

Th29: „Es ist gar nicht so klar, woran Sie es eigentlich merken."

Kl29: „Nee."

Th30: „Hmm. Das find' ich aber schon spannend, dass Sie mal gucken. Ne? Es ist ja auch wichtig, diese ... Sie müssen ja auch bedenken, ne, das, was in unserem Körper passiert, ist ja 'ne wichtige Informationsquelle. Müde zu sein, heißt ja, der Körper signalisiert uns: „Es reicht. Wär nett, jetzt mal abzuschalten, zu entspannen, zu schlafen ... was auch immer."

Kl30: „Hmm."

Th31: „Haben Sie das Gefühl, Sie kriegen das gar nicht so richtig mit?"

Kl31: „Hmm, nee, müde, hab ich jetzt gedacht, das ist normal nach so 'nem Tag ..."

Th32: „Ja."

Kl32: „... aber, hmm ...“
Th33: „Aber das spüren Sie schon. Müdigkeit spüren Sie schon.“
Kl33: „Joa.“
Th34: „Hmm.“
Kl34: „Joa, müde, würde ich sagen ...“
Th35: „Ja, und was machen Sie dann damit, wenn Sie’s spüren? Haben Sie dann das Gefühl, Sie folgen dann auch diesem Signal? Entspannen sich ...“
Kl35: „Hab’ ich ja gar keine Zeit zu dann, also ...“
Th36: „Geht dann nicht.“
Kl36: „Nee.“
Th37: „Hmm.“
Kl37: „Also ich mach’ dann so lang, wie ich machen muss ...“
Th38: „Hmm.“
Kl38: „Das wird ja auch von mir erwartet.“
Th39: „Hmm.“
Kl39: „Also, deswegen. Ich denk’ da eigentlich gar nicht so drüber nach. Wenn ich zu Hause bin, dann merk’ ich, dass ich müde bin.“
Th40: „Ja. Hmm.“
Kl40: „Dann geh ich auch meistens recht früh schlafen, wenn ich dann noch den Haushalt gemacht hab und die Kinder ins Bett gebracht habe, aber ... (seufzt auf) ... dann geh ich auch schlafen. Das merk’ ich schon, aber ...“
Th41: „Hmm. Sie sagen, das wird auch von Ihnen erwartet.“
Kl41: „Hmm.“
Th42: „Also haben Sie das Gefühl. Wer erwartet das?“
Kl42: „Ja, also, ich denke mal, auf jeden Fall meine Vorgesetzten.“
Th43: „Hmm.“
Kl43: „Die erwarten das natürlich, dass ich da das alles abarbeite.“
Th44: „Was wäre denn, wenn Sie’s nicht täten? Mal angenommen, Sie würden sich krank melden.“
Kl44: „Oha, nee, das kann ich mir gar nicht vorstellen!“
Th45: „Nee?“
Kl45: „Nee, also ... nee.“
Th46: „Das können Sie sich gar nicht vorstellen.“
Kl46: „Nee. Also, hmm ...“
Th47: „Aber das ist ’ne spannende Frage: Wieso nicht?“
Kl47: „Nee. Nee.“
Th48: „Stellen Sie es sich doch jetzt mal vor, Sie würden einfach mal sagen: ...“
Kl48: „Oh, nee.“
Th49: „... Ich bin krank. Ich geh’ nach Hause. Kopfschmerzen.“
Kl49: „Nee. Ich würd’ niemals wegen Kopfschmerzen nach Hause gehen. Nee, also ...“
Th50: „Warum nicht?“
Kl50: „Nee, ich ... also, das kann ich mir gar nicht vorstellen.“

Th51: „Hmm."
Kl51: „Die Arbeit muss ja gemacht werden und, äh ..."
Th52: „Und Sie müssen sie machen."
Kl52: „Ja, genau. Und ich möchte da auch meine Kollegen nicht hängen lassen."
Th53: „Ah ja.
Kl53: „Ich möchte ja nicht da ..."
Th54: „Das heißt, es wäre ein ziemlich schlimmer Gedanke, wenn Sie sagen: „Ich würde nach Hause gehen." Eigentlich so ein bisschen so ein Gefühl: „Dann lege ich mich auf die faule Haut!"?"
Kl54: „Ja! Das ..."
Th55: „Und meine Kollegen müssen es ausbaden."
Kl55: „Ja, natürlich. Und wer weiß, was man dann von mir denkt. Nee, ..."
Th56: „Hmm."
Kl56: „Das möcht' ich nicht. Das ..."
Th57: „Was könnte man denn über Sie denken?"
Kl57: „Ja, dass ich 'n Drückeberger bin, ..."
Th58: „Hmm."
Kl58: „... der die anderen hängen lässt, sich auf die faule Haut legt."
Th59: „Hmm."
Kl59: „Und auch meine Chefs. Also was sollen die von mir denken?"
Th60: „Ja gut, also bei den Chefs könnte man sagen, dass könnte nachteilig sein, aber was wäre so schlimm, wenn die Kollegen das denken?"
Kl60: „Ja, nee, also, das wär mir gar nicht recht, wenn meine Kollegen denken würden, ich wär da so'n Drückeberger, der da ..."
Th61: „Was meinen Sie damit: „Das wär mir nicht recht."?"
Kl61: „Ja, nee, also, ja, ich weiß nicht. Ich, ähm, puh, ...
Th62: „Ich merke, es ist Ihnen unangenehm. Der Gedanke ist..."
Kl62: „Ja, ganz schrecklich!"
Th63: „... ganz schrecklich!"
Kl63: „Ja, also, das ... das ... nee, also ... nee."
Th64: „Was wär denn so schrecklich? Haben Sie 'ne Idee?"
Kl64: „Tja, dann ... also, wir entlasten uns ja auch gegenseitig und dann würd' ich die am Ende noch belasten!"
Th65: „Hmm."
Kl65: „Dann ... nee ..."
Th66: „Das heißt, das ist aber auch Ihr Wunsch, die anderen eigentlich auch zu entlasten."
Kl66: „Ja, das, finde ich, machen gute Kollegen."
Th67: „Hmm."
Kl67: „Ja, also das ... deswegen ... also, da würd' ich nie auf deren Kosten zu Hause bleiben."
Th68: „Hmm. Hmm."
Kl68: „Kopfschmerz, oder so, ist da für mich gar kein Argument. Ja."

Th69: „Ich will auch nicht sagen, dass Sie's sollten, ..."

Kl69: „Hmm."

Th70: „... aber ich hätte schon auch mal die Frage, was so schlimm daran wäre, wenn die anderen tatsächlich denken: „Die ist 'ne Drückebergerin!"

Kl70: „Ja ... ja, ich weiß nicht."

Th71: „Hmm."

Kl71: „Hm."

Th72: „Schauen Sie mal. Haben Sie irgendeine Idee? Verstehen Sie, es muss ja nicht ... Sie müssen es ja nicht perfekt beantworten."

Kl72: „Hmm."

Th73: „Manchmal ist es wichtig, dass man einfach mal so guckt, hat man 'ne Idee. Haben Sie eine spontane Idee? Was ist schlimm daran?"

Kl73: „Ja, ich möchte eigentlich nicht, dass die schlecht über mich reden oder schlecht über mich denken."

Th74: „Hmm."

Kl74: „Das ist mir schon wichtig, dass die ... dass wir uns gut verstehen."

Th75: „Dass die 'ne gute Meinung von Ihnen haben."

Kl75: „Genau. Ja. Und auch, dass das Klima so harmonisch bleibt und so ... also es ... möcht' ich nicht gefährden."

Th76: „Hmm. Was wäre, wenn's nicht harmonisch wäre?"

Kl76: „Ja, also das würde mich bestimmt belasten."

Th77: „Hmm."

Kl77: „Also, ich bin da schon ... harmoniebedürftig."

Th78: „Was haben Sie denn für eine Idee? Was könnte Sie denn daran belasten? Haben Sie 'ne Idee, was das Schlimmste daran wär?"

Kl78: „Hm. Ja, ich weiß nicht."

Th79: „Es können ja verschiedene Dinge schlimm sein, dass Sie verschiedene Befürchtungen haben. Und ich find's ganz spannend, da einfach mal zu gucken: Was wäre die schlimmste Idee?"

Kl79: „Ja ..."

Th80: „Was würde Ihnen am meisten Sorge bereiten?"

Kl80: „Ja, wenn wir da Streit hätten."

Th81: „Hmm. Streit."

Kl81: „Oder wenn die dann sich ... also, wenn die in irgendeiner Form gegen mich wären."

Th82: „Hmm. Hmm."

Kl82: „Und deswegen würd' ich das nie machen."

Th83: „Ja. Ja."

Kl83: „Also das mit Kopfschmerzen, das ich für mich ... also deswegen bin ich auch froh. Deswegen möchte ich ja auch, dass alles gut ist. Ich möchte da nicht noch mal ausfallen. Das habe ich als sehr belastend erlebt, ja."

Th84: „Ja. Hmm."

Kl84: „Nee, nee. Das kommt für mich nicht in Frage. Also, das möchte ich nicht."

Th85: „Also Streit wär schon ein ganz unangenehmer Gedanke."
Kl85: „Ja."
Th86: „Sie könnten mit Ihnen Streit haben. Oder sie könnten böse auf Sie sein."
Kl86: „Ja, dass ... "
Th87: „Ich hab so'n Eindruck – korrigieren Sie mich bitte, wenn es nicht stimmt – dass Sie das nicht aushalten könnten, wenn Sie denken, die anderen werden sauer und würden rausgehen und denken: „Ach Gott, was ist das denn für eine?!""
Kl87: „Das... das.... Das find' ich nicht gut, ja."
Th88: „Hmm. „Nicht gut" ist schon untertrieben, oder?"
Kl88: „Ja, es würd' mich schon n'bisschen belasten."
Th89: „'N bisschen? Sehr!"
Kl89: „Bisschen sehr belasten?"
Th90: „Ja, aber eigentlich geht das schon so in die Richtung, wo Sie denken ... Sie tun ja, wenn ich Sie richtig verstehe, ganz viel dafür, das auch nicht darauf ankommen zu lassen."
Kl90: „Hmm, ja."
Th91: „Hmm."
Kl91: „Ja, ich will ... bin sehr froh, dass wir uns alle so gut verstehen. Ich würd' das nicht gefährden wollen."
Th92: „Ja. Ja."
Kl92: „Das stimmt schon. Aber das find' ich auch normal."
Th93: „Hmm."
Kl93: „Also, ich kenn's gar nicht anders."
Th94: „Ja, ja. Das glaub' ich."
Kl94: „Auch von anderen. Also, ich glaub', das ist ja normal, dass man da bei seiner Arbeit so sich gut verstehen will. Wer will das nicht?"
Th95: „Hab'ich auch Verständnis für. Nur, was ich sehe ist, dass Sie ja eigentlich auch sich selbst dann immer unter Druck setzen, dass Sie sagen: „Ich muss das durchhalten! Koste es, was es wolle!""
Kl95: „Joa, so hab ich das noch nie gesehen."
Th96: „Sehen Sie es denn jetzt so?"
Pause.
Kl96: „Hm. Joa. Also, wenn Sie's jetzt so sagen ..."
Th97: „Aber eigentlich haben Sie den Wunsch, dass Sie's auch durchhalten."
Kl97: „Ja."
Th98: „Eigentlich haben Sie den Wunsch, es würde Ihnen gar nichts ausmachen."
Kl98: „Ja, ich... genau. Ich glaub' auch, so viel macht's mir vielleicht auch gar nicht aus."
Th99: „Bis auf die Colitis."
Kl99: „Na ja, pff, wei... ja..."
Th100: „Wobei Sie auch nicht überzeugt sind, dass diese Faktoren mit der Colitis was zu tun haben."

Kl100: „Da bin ich mir nicht sicher."

Th101: „Hmm."

Kl101: „Also, wie gesagt, ich will's nicht abstreiten, aber ... also, wie gesagt, ich hab' bis jetzt, ähm, hatte nicht das Gefühl, dass das irgendwas damit zu tun hat."

Th102: „Macht die Colitis Ihnen denn Sorgen oder haben Sie das Gefühl, Sie sitzen die auch aus?"

Kl102: „Also, die meiste Zeit kann ich das gut verdrängen. Da ist es kein Problem. Aber wenn ich so ganz akute Schübe hab', dann komm' ich so in die Gedanken: „Was denken denn jetzt meine Kollegen über mich?" und ... "

Th103: „Ja, also das finde ich spannend. Sie haben im Grunde eine sehr unangenehme Erkrankung und das Primäre, was Sie denken, ist: „Was denken die Kollegen über mich?"

Kl103: „Hm."

Th104: „Aber Sie denken gar nicht daran: „Wie geht's mir?" oder „Was kann ich für mich tun?"

Kl104: „Ja, da kann man nichts machen, ne? Also ..."

Th105: „Man kann nicht ..."

Kl105: „Das ist jetzt natürlich, ja, also ... sagen wir mal so: Ich w... ich würde damit schon zurechtkommen, ..."

Th106: „Ja?"

Kl106: „... aber ich möchte halt nicht meine Kollegen auch noch damit belasten, und meine Familie. Das möcht' ich nicht."

Th107: „Ja. Aber, was mir auffällt, ist, dass Sie eigentlich nicht drüber nachdenken: „Was kann ich für mich tun?" Sie denken sehr stark darüber nach: „Was kann ich für andere tun? Wie soll ich andere nicht belasten? Was kann ich für meine Familie tun?" Sie kommen in Ihren Gedanken kaum vor."

Kl107: „Das ist mir also noch gar nicht aufgefallen. Ich weiß gar nicht."

Th108: „Fällt's Ihnen jetzt auf?"

Pause.

Kl108: „Tja, da kann schon was dran sein. Hmm. Hm."

Th109: „Wie kann das sein? Wie kriegen Sie das hin, nicht über sich selbst nachzudenken?"

Kl109: „Da mach' ich gar nichts für. Also ..."

Th110: „Hmm. Sie machen aber auch nichts dagegen."

Kl110: „Ich wüsste jetzt auch nicht was, ehrlich gesagt. Hm."

Th111: „Sie könnten einfach mal drüber nachdenken, was Sie gerne möchten, was für Sie wichtig ist. Ich hab auch den Eindruck, dass Sie das auch nicht tun."

Kl111: „Ich wüsste auch gar nicht, was ich da denken soll."

Th112: „Ja."

Kl112: „Hmm."

Th113: „Haben Sie denn 'ne Idee, was Sie gerne möchten?"

Kl113: „So spontan? Nichts. Ich weiß auch gar nicht ... Was meinen Sie denn, in welchem Zusammenhang ich was möchte?"

Th114: „Na ja, eigentlich jedem. Also, dass Sie sagen: „Was möchten Sie eigentlich in Beziehungen? Was möchten Sie in 'nem Job? Wie stellen Sie sich eigentlich ... ja, wie stellen Sie sich eigentlich Ihr Leben vor?"

Kl114: „Da hab ich ..."

Th115: „Was möchten Sie eigentlich für sich tun? Was ist Ihnen wichtig? Aber auch zu gucken: Was ist Ihnen nicht wichtig? Was möchten Sie nicht?"

Kl115: „Ich muss Ihnen ehrlich sagen, das ..."

Th116: „Wissen Sie gar nicht so genau."

Kl116: „Hab ich mir noch nie Gedanken drüber gemacht."

Th117: „Hmm."

Kl117: „Also, klar. Ich hab mich damals entschieden, die Ausbildung zur Bankkauffrau zu machen, also bzw. meine Eltern hatten sich dafür entschieden ..."

Th118: „Also Ihre Eltern hatten sich dafür entschieden?"

Kl118: „Also, die hatten mir das geraten. Also, das war so eine Entscheidung, die ich getroffen hab, aber ..."

Th119: „Aber eigentlich haben Sie die im Wesentlichen getroffen, weil Ihre Eltern das wollten."

Kl119: „Ja, die haben mir dazu geraten. Ja. Aber es hat sich ja auch als ganz guter Weg für mich erwiesen."

Th120: „Möglicherweise ja."

Kl120: „Ja."

Th121: „Ja. Aber ich find's spannend, dass auch ... weil, ich mein', Berufsentscheidungen sind ja eigentlich relativ wichtige Entscheidungen."

Kl121: „Hmm."

Th122: „Sie sagen: „Eigentlich habe ich da auch nicht so genau gewusst, was ich eigentlich will."

Kl122: „Ja, das muss ich Ihnen gestehen, das ... das hab ich öfter, dass ich nicht weiß, was ich will. Das muss ich sagen, also ..."

Th123: „Ja. Hmm."

Kl123: „... das ...das sagt mein Mann auch immer zu mir: „Nee, Du weißt ja gar nicht, was Du willst!""

Th124: „Hmm."

Kl124: „Ich mein', auf der anderen Seite, ähm ... ich mach auch gern alles mit ..."

Th125: „Hmm."

Kl125: „... hab' da gar nicht so genaue Vorstellungen."

Th126: „Das heißt, Sie sehen auch eigentlich gar nicht richtig die Notwendigkeit, darüber nachzudenken?"

Pause.

Kl126: „Nö."

Th127: „Hmm."

Kl127: „Nee."

Th128: „Hmm. Könnten Sie sich denn vorstellen, mal drüber nachzudenken?"

Kl128: „Hm."

Th129: „Weil ist ja nicht schlimm, wenn man's nicht weiß. Aber vielleicht wär's auch wichtig, es rauszufinden: Was möchten Sie eigentlich oder wie möchten Sie Ihr Leben gestalten?"

Kl129: „Da kommt mir jetzt gar nichts."

Th130: „Ja, das geht auch nicht so leicht. Also sag ich Ihnen auch ganz offen. Also, wenn man anfängt, darüber nachzudenken, ist das auch 'ne schwierige Aufgabe. Das ist nicht so einfach."

Kl130: „Ja. Hmm."

Th131: „Man hat vielleicht den Eindruck, am ... auf den ersten Blick, es müsste sich immer, mehr oder weniger, von selbst erschließen, es ist aber nicht so."

Kl131: „Hmm. Ja."

Th132: „Eigentlich braucht man da Zeit. Braucht Geduld. Muss gucken, ob man ... Die Frage ist: Will man's?"

Kl132: „Hmm."

Th133: „Will man's rauskriegen?"

Kl133: „Ja, wenn Sie sagen, dass es gut wäre ..."

Th134: „Denk' ich schon. Ja. Denk' ich schon."

Kl134: „Hm. Tja, ich hab da nur nie drüber nachgedacht, aber wenn Sie das empfehlen würden."

Th135: „Hmm."

Kl135: „Ich muss Ihnen nur gestehen, dass mir da jetzt so nichts einfällt. Weil ich ja eigentlich mit allen Aspekten meines Lebens zufrieden bin."

Th136: „Hmm."

Kl136: „Wie gesagt, also mit der Arbeit, mit ..."

Th137: „Können Sie denn bezüglich der Arbeit so ausmachen: Welche Aspekte der Arbeit machen Ihnen Spaß und welche nicht?"

Kl137: „Spaß. Ja. Hm."

Th138: „Das klingt so, als wenn Sie sagen würden: „Spaß erwarte ich auch nicht auf der Arbeit."

Kl138: „Ja, sagen wir mal so, jetzt nach all den Jahren, ist das schon so: Spaß? Kann ich jetzt gar nicht sagen, aber es gibt halt Sachen, die find' ich angenehmer, wie so Schriftkram erledigen oder auch so Fortbildungen zu besuchen. Nicht immer so angenehm sind dann manchmal die Gespräche mit dem Vorgesetzten, wenn er wieder die neuen Zahlen verkündet oder die neuen Zahlen, die erreicht werden müssen ..."

Th139: „Hmm. Was macht das mit Ihnen? Wie geht's Ihnen da?"

Kl139: „Hach, das find' ich 'n bisschen unangenehm."

Th140: „Was heißt: „'N bisschen unangenehm?" Setzt Sie das unter Druck?"

Kl140: „Jaha. Wo Sie's jetzt sagen. Ich hab schon das Gefühl, das setzt mich manchmal unter Druck. Ich mein', gut, das gehört dazu. Das weiß man ja, wenn man den Job annimmt. Das gehört dazu, aber ... oah, ich glaub', das ist, wie Sie's grad gesagt haben: Das setzt mich manchmal unter Druck."

Th141: „Was genau setzt Sie unter Druck?"

Kl141: „Ja, dass immer mehr Provisionen erzielt werden müssen und selbst die Sachen, die wir im letzten Jahr erreicht haben, reichen in diesem Jahr dann nicht. Da wird noch mal 20 % draufgeschlagen."

Th142: „Das heißt, eigentlich haben Sie auch das Gefühl, es wird nicht richtig wertgeschätzt, was Sie machen?"

Kl142: „Ja, oder es wird ... es reicht nie."

Th143: „Hmm."

Kl143: „Es reicht nie. Oder ..."

Th144: „Was macht das mit Ihnen, wenn Sie das Gefühl haben, es reicht eigentlich nie? Sie können sich anstrengen, wie Sie wollen, aber eigentlich ist es nicht gut genug."

Kl144: „Ich weiß gar nicht. Also, ich find', das ist einfach so 'n unsicherer Faktor. Also so 'n unsicherer Faktor, weil man nicht weiß, ob man die Zahlen im nächsten Jahr erbringt und dann muss man wieder zu den Gesprächen rein und dann wird einem wieder der Kopf gewaschen und ... hach, das ist so 'ne ... hach ... so 'n ..."

Th145: „Weil Sie ja echt nicht einschätzen können: „Bin ich auf der sicheren Seite?", oder ...?"

Kl145: „Ja."

Th146: „Hmm."

Kl146: „So würd' ich's sagen. Wär ich jetzt nicht drauf gekommen, aber wahrscheinlich ist das das, was Sie meinen."

Th147: „Hmm."

Kl147: „Hm."

Th148: „Und das heißt, wenn ich mal versuchen würde, es zu verstehen, heißt das ja auch, dass Sie eigentlich immer so, ne, unter Druck sind und das Gefühl haben: „Ich muss ganz viel machen, ganz viel leisten, ohne, dass ich je weiß: reicht es?"

Kl148: „Genau."

Th149: „Eigentlich kriegen Sie nie so 'n Gefühl von: „Okay. Ist super. Kann mich entspannen."?

Kl149: „Nee."

Th150: „Das ist eigentlich immer so 'n Gefühl von Dauerdruck. Immer eigentlich unter Druck sein, hm?"

Kl150: „Ja, und ich hab auch immer das Gefühl, das liegt auch überhaupt nicht in meinen Händen."

Th151: „Hmm. Hmm."

Kl151: „Also, wer da rein kommt und 'nen Kredit will ... das ist schwierig zu beeinflussen."

Th152: „Ja. Ja. Hmm."
Kl152: „Ich hab auch das Gefühl, ich kann das ..."
Th153: „Das heißt, Sie haben keine Kontrolle über das, was passiert."
Kl153: „Empfinde ich zumindest so."
Th154: „Hmm."
Kl154: „Also deswegen ... also, wenn Sie schon „Druck" sagen, mag das auch so stimmen. Das ist irgendwo so 'n Druck, weil ... ja ... ich kann nichts machen und ich muss dann trotzdem diese Zahlen erreichen ... das ist schon irgendwo Druck. Ja."
Th155: „Hmm. Hmm."
Kl155: „Hmm."
Th156: „Haben Sie 'n Gefühl, wie es Ihnen geht mit dem Druck?"
Kl156: „Ja, also das ist schon ... das ist schon nicht angenehm."
Th157: „Hmm."
Kl157: „Ich weiß jetzt nicht ... oah, ich ... so angenehm find' ich das nicht."

9.3 Das therapeutische Vorgehen

9.3.1 Allgemeines

Ein Therapeut sollte auch bei Klienten mit psychosomatischer Verarbeitungsstruktur ein hohes Ausmaß an Beziehungsgestaltung realisieren: Hohe Akzeptanz, hohe Empathie usw. Da Klienten einen sehr schlechten Zugang zu internen Prozessen zeigen, sollte ein Therapeut aber vor allem immer und immer wieder Interventionen realisieren, die darauf abzielen, die Perspektive des Klienten zu internalisieren, also Fragen stellen wie:

- Was genau bedeutet das für Sie?
- Was löst die Situation in Ihnen aus?
- Was genau fühlen Sie?
- Was möchten Sie?
- Was ist Ihnen wichtig?

Der Therapeut weiß, dass ein Klient solche Fragen zu Therapiebeginn nicht beantworten kann; daher stellt er sie, damit der Klient bemerkt, dass die Fragen wichtig sind, dass er sich solche Fragen auch stellen sollte, dass er sich bemühen sollte, sie zu beantworten. Die Fragen sind damit *Marker*, sie markieren wichtige Aspekte, die ein Klient bemerken, wahrnehmen und (irgendwann) umsetzen sollte. Der eigentliche Inhalt, über den in dem Rahmen gesprochen wird, ist streng genommen irrelevant: es geht um die Vermittlung günstiger psychologischer Prozesse. Anhand der verschiedenen Themen, die im vorliegenden Transkript angesprochen werden, ist diese Haltung deutlich sichtbar: Die Klientin vermeidet immer wieder, lenkt ab und der Therapeut nutzt jede Information zur Fokussierung auf internale Prozesse, solange es nur irgendetwas mit der Klientin zu tun hat.

Wichtig ist auch, dass Therapeuten *Kosten salient machen*, um dem Klienten deutlich zu machen, dass er Kosten hat und, vor allem, dass er Kosten *erzeugt* und dass sein System keineswegs so „ok“ ist, wie er glauben möchte. Damit muss ein Therapeut überhaupt erst Änderungsmotivation beim Klienten schaffen – solange der Klient sich vormachen kann, alles sei in Ordnung, wird er auch nichts ändern wollen.

Sehr wesentlich ist es auch, an der *Vermeidung* zu arbeiten: Wenn der Klient sagt „Ich weiß nicht“, wenn er ausweicht oder Fragen beantwortet, die der Therapeut nicht gestellt hat, dann sollte der Therapeut deutlich machen, dass die Frage zwar schwierig, aber dennoch wichtig ist, und dass der Klient doch noch mal versuchen sollte, sie zu beantworten.

Ein Therapeut sollte auch Inhalte, Bedeutungen, vor allem affektive Bedeutungen aktiv *explizieren*, um dem Klienten zu helfen, Bedeutungen explizit zu machen und in Sprache zu übersetzen.

9.3.2 Kommentar

Th1–Th2: Klienten mit psychosomatischer Verarbeitungsstruktur (PSV) sehen oft keine psychologischen Probleme, obwohl diese eigentlich sehr deutlich sind. Daher sollen sie zunächst identifizieren, was sie in ihrem Leben stört, sie belastet, nicht so läuft, wie es sollte, was der Klient ändern wollen würde.

Kl2: Selbst das ist für Klienten mit PSV oft noch schwierig: Sie blenden alles, was belastend ist, systematisch aus ihrer Aufmerksamkeit aus.

Kl3: Selbst in Bereichen, in denen es vor Problemen wimmelt, erkennen die Klienten auf den ersten Blick keine. Daher müssen sie vom Therapeuten langsam, Schritt für Schritt, an die Problemdefinition herangeführt werden.

Th5–Th6: „Normalisierende Interventionen“ sind hier sehr hilfreich: Es ist ok und normal, Probleme zu haben. Und selbst wenn diese nicht groß sind, dürfen sie hier Thema sein.

Kl6: Und natürlich finden Klienten *immer* Aspekte, die sie stören und mit denen man therapeutisch beginnen kann.

Th8: Und hier steigt der Therapeut ein nach der Devise: „Man kann von jedem beliebigen peripheren Punkt ausgehen, mit guter Klärungsarbeit kommt man immer nach einiger Zeit zu zentralen Aspekten“.

Kl8: Klienten normalisieren, generalisieren, bagatellisieren, das ist Teil ihrer Vermeidung.

Th10: Der Therapeut aber versucht, immer wieder zu internalisieren: Er weiß, dass die Klienten zu Beginn diesen Interventionen nicht folgen, er nutzt sie aber dennoch immer wieder als Marker: Um dem Klienten zu zeigen, was wichtig ist, worauf der Klient achten sollte, was der Klient sich fragen sollte. Und sehr langsam greifen diese Interventionen dann.

Kl10: Zunächst greifen sie aber nicht – was Therapeuten auf keinen Fall davon abhalten sollte, sie trotzdem immer wieder zu machen: Ihre Wirkung ist langsam und verdeckt kumulativ!

Th11: Und der Therapeut handelt auch konsequent nach der Devise: „Das Ganze noch mal von vorn!"

Th12: Hier markiert der Therapeut eine bedürfnisorientierte Aussage, um die Klientin auf ihre Empfindung aufmerksam zu machen. Auch dies ist nur eine kleine Intervention, die – wenn sie regelmäßig stattfindet – auch gegen die Alienation hilft.

Th13: Der Therapeut lädt ein, die Wertung „in Ordnung" zu verstehen – eine Intervention gegen die Unkonkretheit von Psychosomatikern.

Kl15: Klienten werden zu Therapiebeginn immer wieder auch Vermeidungsstrategien aufweisen.

Th16: Und Therapeuten steuern dann konsequent immer wieder zurück: Zurück zum Problem, zurück zur Fragestellung etc.

Th17: Und der Therapeut bietet immer wieder Klärung an: wieder und wieder und wieder. Er sagt dem Klienten: Guck' hin, es ist wichtig, stell' Dir Fragen, geh' Spuren nach!

Th21: Der Therapeut steuert auch, wenn möglich auf relevante PSV-Themen, z. B.: Eigene Grenzen nicht wahrnehmen, nicht für sich selber sorgen, sich nicht abgrenzen können, Konflikte vermeiden, lageorientiert sein, eigene Bedürfnisse nicht kennen etc. Wann immer ein Therapeut einer solchen Spur folgen kann, sollte er das auch tun.

Th22: Der Therapeut versucht auch, relevante Aspekte „auf den Punkt zu bringen", „Euphemismen rauszuspülen", relevante Aspekte explizit zu machen: Alle Strategien wirken der Vermeidung entgegen.

Kl23: Die Klientin versucht, immer wieder zu bagatellisieren: Sie will keine Probleme wahrhaben, will keinen Handlungsbedarf sehen, möchte bei allem eigentlich „mehr desselben" machen; und genau diese Strategie sollte ein Therapeut freundlich, aber bestimmt durchkreuzen.

Th23: Der Therapeut versucht, Konsens über die Wertung als Problembereich herzustellen und kommt der Klientin hier entgegen.

Th25: Wesentlich ist es auch, alle Kosten, die schon ansatzweise salient werden, immer wieder salient zu machen – denn Klienten mit PSV neigen dazu, sich „Kosten schönzurechnen".

Th26–Th29: Und immer wieder die Frage nach der Wahrnehmung von Störungen: Auch darauf müssen die Klienten sensibilisiert und trainiert werden.

Th30: Auch kurze „Didaktisierungen" sind wichtig: Dem Klienten muss man erläutern, worum es geht, worauf man warum achten muss, warum der Therapeut bestimmte Fragen stellt: Kurz, knapp, so, dass der Klient gut folgen und den Therapeuten verstehen kann.

Th31: Er problematisiert die mangelnde Wahrnehmung internaler Prozesse.

Th35–Th42: Klienten müssen auch lernen, auf relevante Signale hin das Richtige zu tun. Und wenn sie es nicht tun, ist die Frage, was sie daran hindert.

Th44: Dies ist die „Technik des Voraussetzens": Stellen Sie sich mal vor, es gälte xy. Was dann?" Diese Technik dient *nicht* dazu, dem Klienten Lösungen zu präsentieren, sondern *nur dazu, Klärungen anzuregen*: Wie wirkt das auf sie? Warum tun sie es nicht? Wieso können sie es sich nicht vorstellen? (Th47)

Th49–Th59: Der Therapeut klärt hier Aspekte normativer Schemata: Gründe dafür, dass die Klientin Erwartungen erfüllt, diese nicht in Frage stellt etc.

Th60–Th70: Und versucht dann zu klären, welche angedrohten negativen Konsequenzen im normativen Schema stehen: Was sagt das normative Schema, was passiert oder was es über die Klientin sagt, wenn sie sich nicht an die Norm hält?

Kl70: Es kann sein, dass die Klientin hier erst einmal wirklich nicht weiter klären kann; oder aber sie vermeidet.

Th72–Th73: Der Therapeut sollte in jedem Fall noch dranbleiben, der Klientin helfen, deutlich machen, dass er keine perfekte Antwort erwartet: Der Therapeut sollte „den Druck rausnehmen", aber trotzdem „am Ball bleiben", nicht der Vermeidung zu schnell das Feld überlassen. Hier ist es nötig, dass ein Therapeut sehr zugewandt, freundlich, akzeptierend und wertschätzend ist; deutlich macht, dass er wirklich interessiert ist, deutlich macht, dass die Frage spannend ist, den Klienten motivieren, nicht zwingen, sich der Frage auch zu stellen!

Kl73: Was die Klientin veranlasst, bei der Fragestellung zu bleiben.

Th76-Th78: Der Therapeut bleibt mit vertiefenden Fragen am Ball.

Th79–Th80: Bleibt auch trotz des „Ich weiß nicht" am Ball.

Kl80: Woraufhin die Klientin einen neuen Aspekt aufmacht: Angst vor Konflikten – ein typisches Thema von Klienten mit PSV.

Th81–Th86: Der Therapeut hält die Klientin am Thema.

Th87: Hier expliziert er erneut das Problem.

Th88–Th90: Der Therapeut macht deutlich, dass er die Bagatellisierung nicht akzeptiert und bringt die „Intensität auf den Punkt“: Streit ist schlimm und nicht nur „ein bisschen“.

Kl92–94: Dies scheint ein heißer Punkt zu sein: Die Klientin setzt viel daran, dieses Thema nicht weiterverfolgen zu müssen: Normalisierung und Generalisierung in hohe Maße.

Th95: Nach Versuchen der Klientin, das Thema wieder zu vernebeln, bringt der Therapeut einen wichtigen Aspekt erneut auf den Punkt: Er geht mit den Strategien der Klientin um nach der Devise: Der Versuch ist nicht strafbar, aber zwecklos!

Th97–98: Der Therapeut expliziert die „Durchhaltementalität“ der Psychosomatikerin.

Th100: Der Therapeut macht die Zweifel der Klientin transparent: Noch glaubt die Klientin nicht, dass ihre Probleme etwas mit der Colitis zu tun haben: Hier gilt die Devise: „Dem Drachen ins Auge schauen!“ Hat der Klient Zweifel, dann werden sie nicht vertuscht, sondern offen thematisiert. Der Therapeut will den Klienten nicht überreden, sondern überzeugen!

Kl102: Hier offenbart die Klientin ihre Haltung zum Thema Verdrängung: Diese ist erstrebenswert.

Th103: Hier konfrontiert der Therapeut die Klientin.

Th104–Th107: Und macht deutlich, dass sie erneut ein typisches Verarbeitungsmuster zeigt: Nicht auf sich selbst achten. Der Therapeut macht solche Aspekte immer und immer wieder deutlich, er verankert sie immer wieder an konkreten Beispielen des Klienten, bis der Klient die Erkenntnis schließlich nicht mehr übersehen oder leugnen kann.

Kl108: Auch hier gilt das Prinzip: Eine Erkenntnis beim Klienten erfolgt meist nicht sprunghaft, nicht schnell, nicht plötzlich; sie erfolgt langsam, „scheibchenweise“, sie kommt, wird wieder in Frage gestellt, wieder „gelöscht“, kommt erneut, vielleicht mehrfach, setzt sich dann langsam fest und ganz langsam durch. Und die ganze Zeit über muss der Therapeut am Ball bleiben und handeln nach der Devise: Das Ganze noch mal von vorn!

Th109: Das ist eine interessante Frage, die das Denken der Klientin „auf den Kopf stellt“: „Wie kriegen Sie es hin, nicht über sich nachzudenken?“

Th111: Und der Therapeut schlägt eine Alternative vor.

Kl111–113: Sie offenbart hier auch wieder ihre Erwartungsorientierung: Wäre ja auch aus ihrer Perspektive schön, wenn der Therapeut ihr sagen würde, was sie denken soll.

Th113–Th114: Was zur neuen, relevanten Frage führt: Was möchten sie? Dies ist das Thema Alienation. Es wird deutlich, dass der Therapeut hier nicht „straight" an *einem* Thema bleibt: Denn die Vermeidung der Klientin lässt eine Bearbeitung eines Themas immer nur eine Zeit lang zu: Der Therapeut arbeitet dann eine kurze Zeit gegen die Vermeidung („Gucken Sie noch mal ...", „Was genau meinen Sie damit ...?" etc.) und lässt die Klientin dann machen; er nimmt dann aber das „nächste Silbertablett" auf, das die Klientin bietet, um an dem Thema weiterzumachen. Damit folgt der Therapeut genau den Regeln zum Umgang mit Vermeidung (Umgang mit der „Kante des Möglichen"), die wir vorgeschlagen haben (Sachse, 2007; Sachse, Fasbender & Sachse, 2011).

Kl116–Kl129: Es wird in der Tat schnell deutlich, dass Alienation für die Klientin ein hoch relevantes Thema ist. Der Klientin leuchtet der Sinn der Frage „was will ich eigentlich" im Augenblick noch nicht so richtig ein: Auch das ist typisch für Klienten mit PSV.

Th130–Th132: Der Therapeut normalisiert: Es ist eine schwierige Aufgabe, herauszufinden, was man eigentlich will.

Th133–Kl133: Klienten mit PSV folgen oft dem Rat des Therapeuten. Das kann ein Therapeut in paradoxer Weise nutzen: Er gibt dem Klienten einen Rat und, indem der Klient dem Rat folgt, wird der Klient emanzipierter und gerade *nicht* abhängiger vom Therapeuten! Jeder Rat, der Klienten veranlasst, selbst zu denken, selbst zu entscheiden, eigene Aspekte zu klären etc., ist ein Rat in *dieser* Richtung! Im Grunde wird also das dysfunktionale System für eine funktionale Änderung genutzt.

Th139: Sobald sich wieder eine Klärungsspur anbietet, verfolgt der Therapeut diese wieder: Was ist das Belastende? Wie geht es dem Klienten damit?

Th140: Und wieder expliziert der Therapeut für die Klientin: Das ist wichtig, denn Klienten können oft Impulse, Affekte etc. selbst nicht verstehen und damit auch nicht gut verbalisieren. Therapeuten können den Klienten durch gute Explizierungen hier in hohem Maße helfen (Sachse & Sachse, 2011).

Th142: Auch hier expliziert der Therapeut die Aspekte, um die es wirklich geht – damit führt er die Klientin gleichzeitig weg von peripheren Aspekte, um die es *nicht* zentral geht!

Th144: Der Therapeut schließt hier erneut eine vertiefende Frage an.

Th148: Hier bringt der Therapeut die bisherigen Ergebnisse noch mal „auf den Punkt". Auch dies ist eine Explizierung, keine „Zusammenfassung".

Kl150: Deutlich wird nun, die Klientin hat ein Gefühl von Kontrollverlust, das Gefühl, nichts bewirken zu können – mangelnde Selbsteffizienzerwartung ist auch ein typisches Thema von Klienten mit PSV.

Teil 3: Untersuchung zur Effektivität Klärungsorientierter Psychotherapie bei Klienten mit psychosomatischer Verarbeitungsstruktur

Im dritten Teil dieses Buches wird eine empirische Untersuchung zur Effektivität der Klärungsorientierten Psychotherapie bei psychosomatischer Verarbeitungsstruktur dargestellt. Die Studie macht deutlich, dass Klärungsorientierte Psychotherapie sich als sehr wirksame Therapieform erweist.

Kapitel 10 Effekte Klärungsorientierter Psychotherapie bei Klientinnen und Klienten mit psychosomatischer Verarbeitungsstruktur

10.1 Fragestellung

Es soll untersucht werden, in welchem Ausmaß Klientinnen und Klienten mit psychosomatischer Verarbeitungsstruktur (PVS) von Klärungsorientierter Psychotherapie (KOP) profitieren.

10.2 Methoden

10.2.1 Festlegung des Signifikanzniveaus

Für die Berechnung des t-Tests für verbundene Stichproben und für den Wilcoxon-Test liegt das Signifikanzniveau bei 5 %.

10.2.2 Überprüfung der Normalverteilung

Die Überprüfung der Normalverteilung wurde mittels der Merkmalswertedifferenzen durchgeführt, da diese Annahme eine Voraussetzung für den t-Test für verbundene Stichproben ist (Bortz & Schuster, 2010). Diese Überprüfung der Normalverteilung erfolgte anhand des Kolmogorov-Smirnov-Tests. Entsprechend des Signifikanzniveau von α besteht eine signifikante Abweichung der Normalverteilung bei $p \leq 0{,}05$ (Bortz & Lienert, 2008).

Der t-Test für verbundene Stichproben reagiert auf Voraussetzungsverletzungen relativ robust (Bortz & Schuster, 2010). Darüber hinaus legen Bortz & Schuster (2010) fest, dass der verbundene t-Test das festgelegte Signifikanzniveau auch dann einhält, wenn das Merkmal nicht normalverteilt ist. Wenn das der Fall ist, sollte für den Stichprobenumfang der Beobachtungspaare n>30 gelten (Bortz & Schuster, 2010).

Die nachfolgenden Berechnungen sind vor dem Hintergrund einer Datenbereinigung sowie von möglichen fehlenden Werten zu betrachten.

10.2.3 Verwendete Messinstrumente

Zur Erfolgsbeurteilung wurden den Klienten folgende Fragebögen gegeben:

- Beck-Depressionsinventar (BDI; Hautzinger et al., 1995)
- Inventar zur Erfassung interaktioneller Probleme (IIP-D; Horowitz et al., 1994)
- Brief-Symptom-Inventory (BSI; Derogatis, 1992; Franke, 1995)
- NEO-Fünf-Faktoren-Inventory (NEO-FFI, Skala „Neurotizismus; Borkenau & Ostendorf, 2008)
- Skala zur Erfassung der Selbstakzeptierung (SESA; Sorembe & Westhoff, 1985)
- Skala zur Allgemeinen Selbstwirksamkeitserwartung (SWE; Schwarzer & Jerusalem, 1999)
- Handlungskontrolle (HAKEMP, Skalen HOM und HOP; Kuhl, 1994)
- Persönlichkeits-Stil- und Störungsinventar (PSSI; Kuhl & Kazén, 1997)

Die Klienten erhielten die Fragebögen nach der ersten Therapie-Sitzung und wurden gebeten, diese bis zur zweiten Sitzung ausgefüllt wieder mitzubringen. Falls sie das nicht taten, wurden sie gebeten, diese zur dritten Sitzung mitzubringen. Falls sie dies auch nicht taten, wurden sie aus dem Pool der Forschungsstichprobe ausgeschlossen.

Die Klienten erhielten die Nachfragebögen vor der drittletzten Sitzung und wurden gebeten, die Bögen bis zur nächsten Sitzung ausgefüllt mitzubringen. Falls sie das nicht taten, wurden sie gebeten, sie zur letzten Sitzung mitzubringen. Falls sie dies auch nicht taten, erhielten sie einen adressierten und frankierten Umschlag mit der Bitte, die Fragebögen innerhalb von 2 Wochen an das Institut zu schicken. Taten sie das nicht, wurden sie aus der Forschungsstichprobe ausgeschlossen.

10.3 Ergebnisse

10.3.1 Stichprobe

Alle Klientinnen und Klienten absolvierten eine Psychotherapie im Institut für Psychologische Psychotherapie. Sie kamen aus eigener Initiative zur Therapie oder wurden von einem Arzt überwiesen.

Sie wurden zu Therapiebeginn nach den Richtlinien des Datenschutzbeauftragten des Landes NRW informiert, schlossen einen Therapievertrag ab und gaben ihre schriftliche Zustimmung dazu, dass ihre Daten in anonymisierter Form zu Forschungszwecken verwendet werden dürfen (das Vorgehen wurde mit dem Datenschutzbeauftragten abgestimmt). Der Erhebungszeitraum war von Januar 2013 bis Juli 2016.

Die Klienten wurden nach dem ersten Therapie-Termin einer Skid-I- und einer Skid-II-Analyse unterzogen, die von einem Therapeuten durchgeführt wurde, der nicht die Behandlung durchführte. Nach der fünften Stunde wurde das Persönlichkeitsstörungs-Rating-System von Sachse (2015b; Sachse, Kiszkenow-Bäker & Schirm, 2016) durchgeführt und es wurde festgestellt, ob die Klienten die hier untersuchten Persönlichkeitsstörungen im Rating aufwiesen. Da das Persönlichkeits-Störungs-Rating-System auch ein Rating zur Erfassung der psychosomatischen Verarbeitungsstruktur enthält, wurden alle Klienten auch im Hinblick auf diese Variable erfasst: Damit konnte dann die Diagnose „psychosomatische Verarbeitungsstruktur“ vergeben werden. War das der Fall, dann wurden sie unter der entsprechenden Diagnose in die Forschungs-Stichprobe aufgenommen.

Die Therapien wurden durchgeführt von Therapeutinnen und Therapeuten des IPP, die nach Abschluss ihrer KOP-Ausbildung und nach Absolvierung der Ausbildung im Bereich „Persönlichkeitsstörungen“ die praktische Ausbildung im IPP absolvierten. Es wurden insgesamt 31 Therapeuten eingesetzt, davon 22 weiblich und 9 männlich. Die Therapien wurden laufend durch erfahrene Supervisoren supervidiert, mindestens jede vierte Therapiestunde wurde dabei analysiert. Die durchschnittliche Dauer der Psychotherapie betrug 54,3 Therapiestunden, liegt also im Limit „normaler“ Psychotherapien.

Es wurden ursprünglich 49 Klienten für die Untersuchung vorgesehen: 5 wurden wegen fehlender Fragebögen ausgeschlossen, 4 Klienten brachen die Therapie in den ersten fünf Stunden ab. Spätabbrecher traten nicht auf.

10.3.2 Stichprobe Patienten mit psychosomatischer Verarbeitungsstruktur

Zur Erfassung der Komorbiditäten wurde das Persönlichkeits-Störungs-Rating-System verwendet.

In der Kategorie der Patienten mit einer *psychosomatischen Verarbeitungsstruktur* wurden insgesamt 40 Klienten anhand von Vor- und Nacherhebungsdaten untersucht. Neben der Hauptdiagnose wurden auch komorbide Persönlichkeitsstörungen geprüft. Dabei wurde bei 40 Patienten die Hauptdiagnose einer *psychosomatischen Verarbeitungsstruktur* festgestellt ($N = 40$). Weiterhin wurden keine komorbide Persönlichkeitsstörungen diagnostiziert.

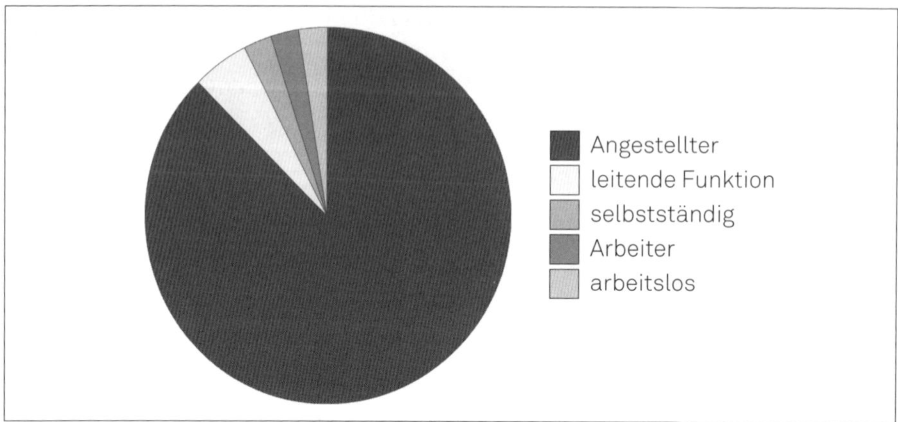

Abbildung 6: Demografische Daten – Verteilung in beruflicher Kategorisierung bei Patienten mit psychosomatischer Verarbeitungsstruktur

Bei den Patienten mit einer *psychosomatischen Verarbeitungsstruktur* handelt es sich überwiegend um Frauen (70 %; N=28), der Anteil der Männer liegt bei 30 % (N=12). Die Altersspanne der Klienten beläuft sich auf 25 Jahre bis 58 Jahre, das durchschnittliche Alter war 41,63 Jahre (SD=7,48).

In Bezug auf den Familienstand gaben 97,5 % an, verheiratet zu sein. Weitere 2,5 % gaben an, nicht verheiratet zu sein. 92,5 % gaben an, keine Kinder zu haben. Zudem haben 5 % zwei Kinder sowie 2,5 % ein Kind.

Auf die Frage nach dem Bildungsgrad haben 57,5 % angegeben, die Realschule besucht bzw. die mittlere Reife erlangt zu haben. 20 % haben Abitur, 15 % einen Universitätsabschluss und 5 % einen Hauptschulabschluss erreicht. Darüber hinaus haben 2,5 % die Kategorie Sonderschule bzw. keinen Schulabschluss gewählt. Die Angaben zu einer abgeschlossenen Berufs-ausbildung wurden von 97,5 % bejaht und von 2,5 % verneint.

Zu der beruflichen Situation haben 87,5 % angegeben, Angestellter zu sein. Des Weiteren waren 5 % in einer leitenden Funktion, 2,5 % waren selbstständig, 2,5 % waren Arbeiter sowie 2,5 % arbeitslos. Eine Übersicht dieser Verteilung bietet Abbildung 6.

10.4 Überprüfung der Normalverteilung: Patienten mit psychosomatischer Verarbeitungsstruktur

Die Überprüfung der Normalverteilung erfolgte anhand des Kolmogorov-Smirnov-Tests. Entsprechend des Signifikanzniveau von besteht eine signifikante Abweichung der Normalverteilung bei $p < 0,05$ (Bühl, 2012). Die Skalen SESA, IIPP ausnutzbar, PSSI still/depressiv, BSI Ängstlichkeit, PSSI paranoid, PSSI dependent und PSSI schizoid sind normalverteilt. Alle anderen Skalen sind nicht normalverteilt. Jedoch reagiert der t-Test für verbundene Stichproben auf Voraussetzungsverletzungen relativ robust (Bortz & Schuster, 2010). Wenn das Merkmal nicht normalverteilt ist, sollte für den Stichprobenumfang der Beobachtungspaare n>30 gelten (Bortz & Schuster, 2010).

10.5 Mittelwertvergleiche der Prä- und Postgruppen, t-Test für verbundene Stichproben, Wilcoxon-Test, Effektstärken bei Klienten mit psychosomatischer Verarbeitungsstruktur

10.5.1 Ergebnisse I

Tabelle 1 stellt die Ergebnisse von SESA, SWE, HOM und HOP dar.

Tabelle 1: Mittelwerte der Prä- und Postgruppen, Streuung, t-Test für verbundene Stichproben, Effektstärken für die Daten von SESA, SWE, HOM und HOP bei Klienten mit psychosomatischer Verarbeitungsstruktur

Skala	Prä-Wert $\bar{x}$	S prä	Post-Wert $\bar{x}$	t-Wert	df	p	ES_1	ES_2
SESA	78.68	13.208	100.15	10.84	39	.000	1.98	2.96
SWE[a]	24.97	17.222	35.15	2.16	38	.000	4.72	5.95
HOM	9.05	9.263	11.80	0.41	39	.000	6.79	6.39
HOP	8.65	9.934	11.78	0.42	39	.000	7.40	11.34

Anmerkung: Skala zur Erfassung der Selbstakzeptierung (SESA), Skala zur Allgemeinen Selbstwirksamkeitserwartung (SWE), Handlungsorientierung nach Misserfolg (HOM), Handlungsorientierung nach Handlungsplanung (HOP), Effektstärke (ES_1), korrigierte Effektstärke (ES_2), $N = 40$ ([a] $N = 39$), Signifikanzniveau 5 %.

Die Unterschiede zu den Prä- und Postmessungen zeigen sich in Tabelle 1 alle statistisch signifikant: SESA $t(39) = 13.21$, $p < .001$, SWE $t(38) = 17.22$, $p < .001$, HOM $t(39) = 9.26$, $p < .001$, HOP $t(39) = 9.93$, $p < .001$.

Die Effektstärken für HOM (6.79) und HOP (7.40) sowie von SWE (4.72) sind extrem hoch; betrachtet man allerdings die Werte, dann sind (absolut gesehen) die Veränderungen zwar gut, aber keineswegs extrem. Es wird deutlich, dass die extremen Effektstärken *durch extrem geringe Prä-Streuungen der Variablen zustande kommen*: In Bezug auf HOM, HOP und SWE sind Klienten mit PVS äußerst homogen! Gut sind auch die Effektstärken für SESA (1.98).

10.5.2 Ergebnisse II

Die Ergebnisse für die Variablen IIPD, für BDI und NEO-FFI sind in Tabelle 2 dargestellt.

Tabelle 2: Mittelwerte der Prä- und Postgruppen, Streuung, t-Test für verbundene Stichproben, Effektstärken für die Daten des IIP-D, BDI Depression und NEO-FFI Neurotizismus bei Klienten mit psychosomatischer Verarbeitungsstruktur

Skala	Prä-Wert $\bar{x}$	S prä	Post-Wert $\bar{x}$	t-Wert	df	p	ES_1	ES_2
IIPD ausnutzbar	5,65	11,089	10,28	1,948	39	.000	2,38	3,04
IIPD fürsorglich[a]	4,49	8,671	7,05	1,297	38	.000	1,97	2,47
BDI Depression	1,65	12,656	5,83	3,500	39	.000	1,19	2,70
NEO-FFI Neurotizismus	1.87	12.425	2.85	0.47	39	.000	2.09	2.53

Anmerkung: Inventar zur Erfassung Interpersonaler Probleme (IIP-D), Beck-Depressions-Inventar (BDI), NEO-Fünf-Faktoren Inventar (NEO-FFI), Effektstärke (ES_1), korrigierte Effektstärke (ES_2), $N = 40$ ([a] $N = 39$), Signifikanzniveau 5 %.

Bortz & Schuster (2010) empfehlen für den Stichprobenumfang bei dem t-Test für verbundene Stichproben, dass für die Beobachtungspaare $n > 30$ gilt. Entsprechend dieser Orientierung wurde die Variable IIPP unterwürfig von der weiteren Analyse ausgeschlossen, da hier die Anzahl von den Beobachtungspaaren deutlich unter dieser Vorgabe lag.

Die weiteren Unterschiede zu den Prä- und Postmessungen zeigen sich in Tabelle 2 alle statistisch signifikant: IIPD ausnutzbar $t(39) = 11.09$, $p < .001$, IIPD fürsorglich $t(38) = 8.67$, $p < .001$, BDI Depression $t(39) = 12.66$, $p < .001$, NEO-FFI Neurotizismus $t(39) = 12.43$, $p < .001$.

Hoch sind die Effektstärken für „ausnutzbar" (2.38) und Neurotizismus (2.09); deutlich sind sie aber auch für „fürsorglich" (1.97) und für Depression (1.19).

10.5.3 Ergebnisse III

Die Ergebnisse für die Variablen des PSSI sind in Tabelle 3 dargestellt.

Tabelle 3: Mittelwerte der Prä- und Postgruppen, Streuung, t-Test für verbundene Stichproben, Effektstärken für die Daten des PSSI bei Klienten mit psychosomatischer Verarbeitungsstruktur

Skala	Prä-Wert $\bar{x}$	S prä	Post-Wert $\bar{x}$	t-Wert	df	p	ES_1	ES_2
selbstlos	11.78	10.986	19.30	3.95	39	.000	1.90	2.87
selbstunsicher	10.33	13.993	23.83	5.46	39	.000	2.47	3.01
still-depressiv	3.48	9.866	8.55	4.94	39	.000	1.03	2.07
paranoid	5.90	11.329	11.48	5.55	39	.000	1.01	2.44
dependent	12.68	13.067	21.20	4.50	39	.000	1.90	3.45
narzisstisch	3.60	3.989	4.98	2.22	39	.000	0.62	0.80
histrionisch	3.90	4.730	5.10	2.23	39	.000	0.54	1.04
schizoid	6.78	8.355	12.18	5.11	39	.000	1.06	1.70
kritisch-negativistisch	5.25	8.456	9.85	3.36	39	.000	1.37	1.76

Anmerkung: Persönlichkeits-Stil- und Störungsinventar (PSSI), Effektstärke (ES_1), korrigierte Effektstärke (ES_2), $N = 40$, Signifikanzniveau 5 %.

Die Unterschiede zu den Prä- und Postmessungen zeigen sich in Tabelle 3 alle statistisch signifikant: PSSI selbstlos $t(39) = 10.99$, $p < .001$, PSSI selbstunsicher $t(39) = 13.99$, $p < .001$, PSSI still-depressiv $t(39) = 9.87$, $p < .001$, PSSI paranoid $t(39) = 11.33$, $p < .001$, PSSI dependent $t(39) = 13.07$, $p < .001$, PSSI narzisstisch $t(39) = 3.99$, $p < .001$, PSSI histrionisch $t(39) = 4.73$, $p < .001$, PSSI schizoid $t(39) = 8.36$, $p < .001$, PSSI kritisch-negativistisch $t(39) = 8.46$, $p < .001$.

Hohe Effektstärken zeigen sich für die Variablen „selbstunsicher" (2.47), „dependent" (1.90), „selbstlos" (1.90) und „negativistisch" (1.37). Gute Effektstärken zeigen auch die Variablen „schizoid" (1.06), „depressiv" (1.03) und „paranoid" (1.01).

10.5.4 Ergebnisse IV

Die Ergebnisse für die Variablen des BSI werden in Tabelle 4 dargestellt.

Tabelle 4: Mittelwerte der Prä- und Postgruppen, Streuung, Wilcoxon-Test für verbundene Stichproben, Effektstärken für die Daten des BSI bei Klienten mit psychosomatischer Verarbeitungsstruktur

Skala	Prä-Wert $\bar{x}$	S prä	Post-Wert $\bar{x}$	z-Wert	p	ES_1	ES_2
Somatisierung	0.38	-4.483	0.66	0.31	.000	0.90	1.19
Zwanghaftigkeit	1.04	-5.090	1.75	0.66	.000	1.08	2.10
Unsicherheit[a,b]	1.70	-5.179	3.45	0.75	.000	2.33	2.84
Depressivität	0.53	-5.090	1.32	0.49	.000	1.61	1.78
Ängstlichkeit	0.84	-5.519	2.00	0.61	.000	1.90	3.19
Aggression	0.55	-3.390	0.73	0.45	.001	0.40	0.86
Phobische Angst	0.55	-4.488	1.18	0.70	.000	0.90	1.18
Paranoides Denken	0.37	-3.765	0.84	0.91	.000	0.52	0.63
Psychotizismus[c]	0.20	-1.965	0.32	0.47	.049	0.26	0.47

Anmerkung: Brief Symptom Inventory (BSI), [a] im Sozialkontakt, Effektstärke (ES_1), korrigierte Effektstärke (ES_2), $N = 40$ ([b] $N = 37$, [c] $N = 35$), Signifikanzniveau 5 %.

Besonders stark wird durch die Therapie soziale Ängstlichkeit reduziert, was bei den Klienten auch besonders relevant ist. Außerdem reduzieren sich Ängstlichkeit, Depressivität und die Tendenz zu somatisieren. Erstaunlich ist die Reduktion von Zwanghaftigkeit, denn daran wurde im Therapieprozess nie explizit gearbeitet.

10.5.5 Ergebnisse V

Entsprechend der Empfehlung des Originalautors Derogatis (Franke, 2000) wurde auf eine Berechnung des T-Tests für verbundene Stichproben beim BSI verzichtet. Stattdessen wurde der Wilcoxon-Test verwendet.

Die Unterschiede zu den Prä- und Postmessungen zeigen sich in Tabelle 4 alle statistisch signifikant: BSI Somatisierung $z=-4.48$, $p<.001$, BSI Zwanghaftigkeit

z=–5.09, p<.001, BSI Unsicherheit z=–5.18, p<.001, BSI Depressivität z=–5.09, p<.001, BSI Ängstlichkeit z=–5.52, p<.001, BSI Aggression z=–3.39, p=.001, BSI Phobische Angst z=–4.49, p<.001, BSI Paranoides Denken z=–3.77, p<.001, BSI Psychotizismus z=–1.97, p=.049.

Die Effektstärke für „Unsicherheit“ ist hoch (2.33). Gut sind auch die Effektstärken für „Ängstlichkeit“ (1.90) und Depressivität (1.61). Relativ hoch sind auch die Effektstärken bei den Variablen „Zwanghaftigkeit“ (1.08), Somatisierung (0.90) und „Phobische Angst“ (0.90).

10.5.6 Ergebnisse VI

Hier werden die BSI-Werte der Vor- und Nacherhebung verglichen.

Tabelle 5: Die transformierten T-Werte des BSI der Gruppenmittelwerte der Prä- und Postgruppe bei Klienten mit psychosomatischer Verarbeitungsstruktur

Skala	Soma	Zwan	Unsi[a]	Depr	Angs	Aggr	Pho[b]	Para	Psyc[b]
T-Wert prä	63	72	80	71	78	63	76	61	59
T-Wert post	57	62	72	58	63	59	65	54	54

Anmerkung: Brief Symptom Inventory (BSI), Somatisierung (Soma), Zwanghaftigkeit (Zwan), Unsicherheit im Sozialkontakt (Unsi), Depressivität (Depr), Ängstlichkeit (Angs), Aggressivität/Feindseligkeit (Aggr), Phobische Angst (Phob), Paranoides Denken (Para), Psychotizismus (Psyc), bei der T-Transformation wird der Mittelwert der Normgruppe (N = 600) auf 50 und die Standardabweichung auf 10 festgesetzt, die Spannweite liegt zwischen 20 und 80, N = 40 ([a] N = 37, [b] N = 35), Signifikanzniveau 5 %.

Die transformierten T-Werte des BSI verdeutlichen den Verlauf von den Prä- zu den Postwerten auf der Skalenebene bei Klienten mit psychosomatischer Verarbeitungsstruktur, dieser ist Tabelle 5 und Abbildung 7 zu entnehmen. Nach Franke (2000) werden die Werte deren T-Wert ≥ 63 ist, als klinisch auffällig interpretiert. Folglich zeigt sich bei den Patienten mit psychosomatischer Verarbeitungsstruktur ein positiver Veränderungseffekt hinsichtlich der T-Werte des BSI, welche gegen Ende der Therapie zunehmend in die Richtung des nicht klinischen Bereichs fallen.

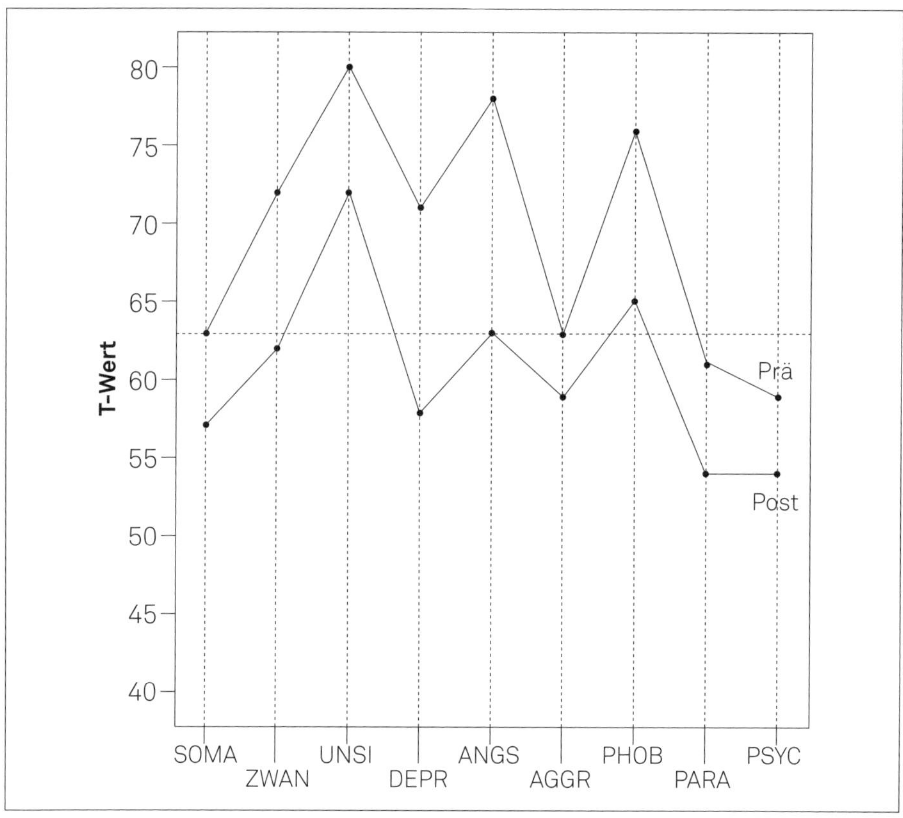

Anmerkung: Somatisierung (Soma), Zwanghaftigkeit (Zwan), Unsicherheit im Sozialkontakt (Unsi), Depressivität (Depr), Ängstlichkeit (Angs), Aggressivität/Feindseligkeit (Aggr), Phobische Angst (Phob), Paranoides Denken (Para), Psychotizismus (Psyc), *N* = 40 (Unsicherheit im Sozialkontakt *N* = 37, Psychotizismus *N* = 35), Signifikanzniveau 5 %.

Abbildung 7: Übersicht der transformierten T-Werte des Brief Symptom Inventory der Prä- und Postgruppe bei Klienten mit psychosomatischer Verarbeitungsstruktur.

10.6 In welchen Variablen profitieren Klientinnen und Klienten mit psychosomatischer Verarbeitungsstruktur am stärksten?

Interessant ist die Frage, in welchen der Erfolgsvariablen Klientinnen und Klienten mit PVS am stärksten profitieren.

Tabelle 6 stellt die Variablen mit den höchsten Effektstärken dar.

Tabelle 6: Variablen mit den höchsten Effektstärken

Variable	ES
HOP	7,40
HOM	6,79
SWE	4,72
PSSI selbstunsicher	2,47
PSSI ausnutzbar	2,38
BSI Unsicherheit	2,33
Neurotizismus	2,09
SESA	1,98
„fürsorglich“	1,97
PSSI dependent	1,90
PSSI selbstlos	1,90
BSI Ängstlichkeit	1,90
BSI Depressivität	1,61
PSSI negativistisch	1,37
BDI Depression	1,19
BSI Zwanghaftigkeit	1,08
PSSI schizoid	1,06
PSSI depressiv	1,03
PSSI paranoid	1,01

Klientinnen und Klienten mit psychosomatischer Verarbeitungsstruktur profitieren insgesamt *sehr gut* von KOP.

Besonders deutlich profitieren sie in einer Erhöhung von Handlungsorientierung und Selbstwirksamkeitserwartung: Diese Variablen waren vor der Therapie bei diesen Klienten auch besonders auffällig, daher ist gerade hier eine Veränderung hoch relevant.

Die Klienten profitieren aber auch besonders in den Variablen, die im Kern eine psychosomatische Verarbeitungsstruktur ausmachen: Selbstunsicherheit, Ausnutzbarkeit, soziale Unsicherheit, Fürsorglichkeit, Selbstlosigkeit und Dependenz.

Darüber hinaus beeinflusst KOP offenbar aber auch Variablen wie Depressivität, Negativismus, Zwanghaftigkeit, paranoide Tendenzen sowie schizoide Tendenzen.

Literatur

Adler, G. (1997). *Morbus Crohn/Colitis ulcerosa*. Berlin: Springer.

Ananthakrishnan, A. N., Khalili, H., Pan, A., Higuchi, L. M., de Silva, P., Richter, J. M., Fuchs, C. S. & Chan, A. T. (2013). Association between depressive symptoms and incidence of Crohn's disease and ulcerative colitis: Results from the Nurses' Health Study. *Clinical Gastroenterology and Hepatology, 11* (1), 57–62.

Anderssen-Reuster, U. (2007). *Achtsamkeit in Psychotherapie und Psychosomatik. Haltung und Methode*. Stuttgart: Schattauer.

Andus, T. (1997). Symptome des Morbus Crohn und der Colitis ulcerosa – Ursachen und Bedeutung für die Diagnosestellung. In Deutsche Morbus Crohn/Colitis ulcerosa Vereinigung (Hrsg.), *Chronisch entzündliche Darmerkrankungen Morbus Crohn/Colitis ulcerosa* (S. 40–45). Stuttgart: Scientific Publishers.

Aschke, M. (1995). *Der Einfluß der Lageorientierung auf die Selbstregulation bei Psychosomatikern*. Diplomarbeit, Ruhr-Universität Bochum, Fakultät für Psychologie.

Atrops, A. & Sachse, R. (1994). Vermeiden psychosomatische Klienten die Klärung eigener Motive? Eine empirische Untersuchung mit Hilfe des Focusing. In M. Behr, U. Esser, F. Petermann, R. Sachse & R. Tausch (Hrsg.), *Jahrbuch für Personenzentrierte Psychologie und Psychotherapie* (S. 41–59). Köln: GWG-Verlag.

Attenberger, E. (1982). *Untersuchungen zur Epidemiologie, Klinik und Diagnostik des Morbus Crohn*. Dissertation. Ludwig-Maximillians-Universität München.

Baard, P. P., Deci, E. L. & Ryan, R. M. (2000). *Intrinsic need satisfaction as a motivational basis of performance and well-being at work: An application of cognitive evaluation theory*. Unpublished manuscript, Fordham, University, New York.

Bandura, A. (1980). Gauging the relationship between self-efficacy judgment and action. *Cognitive Therapy and Research, 4*, 263–268. http://doi.org/10.1007/BF01173659

Bandura, A. (1982). Self-efficacy mechanisms in human agency. *American Psychologist, 37*, 122–147. http://doi.org/10.1037/0003-066X.37.2.122

Bandura, A. (1997). *Self-efficacy: The exercise of control*. New York: Freeman.

Bandura, A. (2001). Social cognitive theory: An agentic perspective. *Annual Review of Psychology, 52*, 1–26. http://doi.org/10.1146/annurev.psych.52.1.1

Bandura, A. & Adams, N. E. (1977). Analysis of self-efficacy theory of behaviorl change. *Cognitive Therapy and Research, 1*, 287–310. http://doi.org/10.1007/BF01663995

Bandura, A., Adams, N. & Beyer, J. (1977). Cognitive processes mediating behavioral change. *Psychological Review, 35*, 125–139.

Bandura, A., Adams, N. & Hardy, A. (1980). Tests of generality of self-efficacy theory. *Cognitive Therapy and Research, 4*, 39–66. http://doi.org/10.1007/BF01173354

Barki, H. & Hartwick, J. (2004). Conceptualizing the Construct of Interpersonal Conflict. *The International Journal of Conflict Management, 15* (3), *216*–244.

Baumann, N., Kaschel, R. & Kuhl, J. (2003). *Affect regulation and motive-incongruent achievement goals: antecedents of subjective well-being and symptom formation.* Eingereichtes Manuskript, Universität Osnabrück.

Baumann, N. & Kuhl, J. (2003). Self-Infiltration: Confusing assigned tasks as self-selected in memory. *Personality and Social Psychology Bulletin, 29*, 487–497.

Baumeister, R.F. (1993). *Self-esteem: the puzzle of low self-regard.* New York: Plenum Press. http://doi.org/10.1007/978-1-4684-8956-9

Baumeister, R.F. (1999a). *The self in social psychology.* Philadelphia, PA: Psychological Press.

Baumeister, R.F. (1999b). The nature and structure of the self. In R.F. Baumeister (Ed.), *The self in social psychology* (p. 1–20). Philadelphia, PA: Psychology Press.

Baumeister, R.F., Smart, J. & Boden, J. (1996). Relation of threatened egotism to violence and aggression: The dark side of high self-esteem. *Psychological Review, 103*, 5–33. http://doi.org/10.1037/0033-295X.103.1.5

Bauta, A. (1995). *Streßverarbeitung und Symptomatik bei Psychosomatikern: Beziehungen zwischen Coping und Beschwerden.* Diplomarbeit, Ruhr-Universität Bochum, Fakultät für Psychologie.

Beckmann, J. (1997). *Alienation and Conformity.* Max-Planck-Institut für psychologische Forschung, München.

Best, A. & Andreasen, A. (1977). Consumer response to unsatisfactory purchases: A survey of perceiving defects, voicing complaints, and obtaining results. *Law and Society Review, 11*, 701–742. http://doi.org/10.2307/3053179

Beutel, M.E. (2012). Neurobiologie. In R.H. Adler, W. Herzog, P. Joraschky, K. Köhle, W. Langewitz, W. Söllner & W. Wesiack (Hrsg.), *Psychosomatische Medizin* (S. 61–73). München: Urban & Fischer.

Bischoff, S.C. (1997). Das medizinische Krankheitsbild der Colitis ulcerosa. In Deutsche Morbus Crohn/Colitis ulcerosa Vereinigung (Hrsg.), *Chronisch entzündliche Darmerkrankungen Morbus Crohn/Colitis ulcerosa* (S. 29–38). Stuttgart: Scientific Publishers.

Boldero, J. & Francis, J. (2002). Goals, Standards, and the Self: Reference Values Serving Different Functions. *Personality and Social Psychology Review, 6* (3), 232–241.

Borkenau, P. & Ostendorf, F. (2008). *NEO-Fünf-Faktoren Inventar (NEO-FFI) nach Costa und McCrae* (2., neu normierte und vollständig überarbeitete Auflage). Göttingen: Hogrefe.

Bortz, J. & Lienert, G.A. (2008). *Kurzgefasste Statistik für die klinische Forschung: Leitfaden für die verteilungsfreie Analyse kleiner Stichproben.* Berlin: Springer.

Bortz, J. & Schuster, C. (2010). *Statistik für Human- und Sozialwissenschaftler.* Berlin: Springer. http://doi.org/10.1007/978-3-642-12770-0

Boulding, K. (1962). *Conflict and Defense. A general Theory.* New York: Harper & Brothers.

Boye, B., Lundin, K.E.A., Jantschek, G., Leganger, S., Mokleby, K., Tangen, T., Jantschek, I., Pripp, A.H., Wojniusz, S., Dahlstroem, A., Rivenes, A.C., Benninghoven, D., Hausken, T., Roseth, A., Kunzendorf, S., Wilhelmsen, I., Sharpe, M., Blomhoff, S., Malt, U.F. & Jahnsen, J. (2011). INSPIRE study: Does stress management improve the course of inflammatory bowel disease and disease-specific quality of life in distressed patients with ulcerative colitis or Crohn's disease? A randomized controlled trial. *Inflammatory Bowel Disease, 17*, 1863–1873. http://doi.org/10.1002/ibd.21575

Brehm, J.W. (1966). *A theory of psychological reactance.* New York: Academic Press.

Brehmer, B. (1976). Social Judgment Theory and the Analysis of Interpersonal Conflict. *Psychological Bulletin, 83* (6), 985–1003.

Breil, J. & Sachse, R. (2009). Ein-Personen-Rollenspiel (EPR). In S. Fliegel & A. Kämmerer (Hrsg.), *Psychotherapeutische Schätze II* (S. 49–53). Tübingen: dgvt-Verlag.

Bühl, A. (2012). *SPSS 20. Einführung in die moderne Datenanalyse.* München: Pearson.

Burisch, M. (2002). A longitudinal study of burnout: the relative importance of dispositions and experiences. *Work & Stress, 16* (1), 1–17.

Buss, A. H. (1980). *Self-consciousness and social anxiety*. San Francisco: Freeman.

Campbell, J. D. (1990). Self-esteem and clarity of the self-concept. *Journal of Personality and Social Psychology, 59*, 538–549. http://doi.org/10.1037/0022-3514.59.3.538

Carver, C. S. (1979). A cybernetic model of self-attention processes. *Journal of Personality and Social Psychology, 37, 1251–1281.*

Carver, C. S., Blaney, P. H. & Scheier, M. F. (1979). Focus of attention, chronic expectancy, and responses to a feared stimulus. *Journal of Personality and Social Psychology, 37*, 1186–1195. http://doi.org/10.1037/0022-3514.37.7.1186

Carver, C. S. & Scheier, M. F. (1981). *Attention and self-regulation: A control theory approach to human behavior*. New York: Springer. http://doi.org/10.1007/978-1-4612-5887-2

Carver, C. S. & Scheier, M. F. (1985a). Aspects of self, and the control of behavior. In B. R. Schlenker (Ed.), *The self and social life* (p. 146–174). New York: Mc Graw-Hill.

Carver, C. S. & Scheier, M. F. (1985b). Self-Consciousness, expectancies, and the coping process. In T. M. Field, P. M. McCabe & N. Scheidermann (Eds.), *Stress and Coping* (p. 305–330). Hillsdale, New Jersey: Lawrence Erlbaum.

Chang, P. & Schwartz, R. W. (2001). Crohn's Disease: Current Concepts in Diagnosis and Treatment. *Current Surgery, 58* (3), *288*–292. http://doi.org/10.1016/S0149-7944(01)00423-8

Crohn, B. B., Ginzburg, L. & Oppenheimer, G. D. (1932). Regional ileitis. A pathologic and clinical entity. *The Journal of the American Medical Association, 99* (2), *1323*–1329.

De Charms, R. (1968). *Personal causation*. New York: Academic Press.

Deci, E. L. (1975). *Intrinsic motivation*. New York: Plenum. http://doi.org/10.1007/978-1-4613-4446-9

Deci, E. L. (1980). *The psychology of self-determination*. Lexington: D. C. Heath (Lexington Books).

Deci, E. L. & Ryan, R. M. (1980a). The empirical exploration of intrinsic motivational pro-cesses. In L. Berkowitz (Ed.), *Advances in experimental social psychology* (Vol. 13, p. 39–80). New York: Academic Press.

Deci, E. L. & Ryan, R. M. (1980b). Self-determination theory: When mind mediates behavior. *Journal of Mind and Behavior, 1*, 33–43.

Deci, E. L. & Ryan, R. M. (1982). Intrinsic motivation to teach: Possibility and obstacles in our colleges and universities. *New Directions for Teaching and Learning, 10*, 27–35. http://doi.org/10.1002/tl.37219821005

Deci, E. L. & Ryan, R. M. (1985a). The general causality orientations scale: Self-determination in personality. *Journal of Research in Personality, 19*, 109–134. http://doi.org/10.1016/0092-6566(85)90023-6

Deci, E. L. & Ryan, R. M. (1985b). *Intrinsic motivation and self-determination in human behavior*. New York: Plenum Press. http://doi.org/10.1007/978-1-4899-2271-7

Deci, E. L. & Ryan, R. M. (2000). The "what" and "why" of goal pursuits: Human needs and the self-determination of behavior. *Psychological Inquiry, 11*, 227–268. http://doi.org/10.1207/S15327965PLI1104_01

Deges, G. (1998). *Wahrnehmungs- und Verarbeitungsprozesse bei psychosomatischen Störungen*. Diplomarbeit, Ruhr-Universität Bochum, Fakultät für Psychologie.

Derogatis, L. R. (1992). *SCL-90-R, administration, scoring & procedures manual-II for the R(evised) version and other instruments of the Psychopathology Rating Scale Series*. Townson: Clinical Psychometric Research, Inc.

Di Bari, R. (1994) *Relevanz einer defizitären Selbstaufmerksamkeits- und Handlungsorientierung bei Psychosomatikern*. Diplomarbeit, Ruhr-Universität Bochum, Fakultät für Psychologie.

Diedrich, U. (1989). *Die Explizierungsfähigkeit psychosomatischer Klienten in der Gesprächspsychotherapie*. Diplomarbeit, Ruhr-Universität Bochum, Fakultät für Psychologie.

Dietrich, C.F. & Caspary, W.F. (1997a). Das medizinische Krankheitsbild der Colitis ulcerosa. In Deutsche Morbus Crohn/Colitis ulcerosa Vereinigung (Hrsg.), *Chronisch entzündliche Darmerkrankungen Morbus Crohn/Colitis ulcerosa* (S. 36–46). Stuttgart: Scientific Publishers.

Dietrich, C.F. & Caspary, W.F. (1997b). Das medizinische Krankheitsbild des Morbus Crohn. In Deutsche Morbus Crohn/Colitis ulcerosa Vereinigung (Hrsg.), *Chronisch entzündliche Darmerkrankungen Morbus Crohn/Colitis ulcerosa* (S. 19–27). Stuttgart: Scientific Publishers.

Dignass, A., Preiß, J.C., Aust, D.E., Autschbach, F., Ballauff, A., Barretton, G., Bokemeyer, B., Fichtner-Feigl, S., Hagel, S., Herrlinger, K.R., Jantschek, G., Kroesen, A., Kruis, W., Kucharzik, T., Langhorst, J., Reinshagen, M., Rogler, G., Schleiermacher, D., Schmidt, C., Schreiber, S., Schulze, H., Stange, E., Zeitz, M., Hoffmann, J.C. & Stallmach, A. (2011). Aktualisierte Leitlinie zur Diagnostik und Therapie der Colitis ulcerosa 2011 – Ergebnisse einer Evidenzbasierten Konsensuskonferenz. *Zeitschrift für Gastroenterologie, 49*, 1276–1341. http://doi.org/10.1055/s-0031-1281666

Dignass, A., van Assche, G., Lindsay, J.O., Lemann, M., Söderholm, J., Colombel, J.F., Danese, S., D'Hoore, A., Gassull, M., Gomollon, F., Hommes, D.W., Michetti, P., O'Morain, C., Öresland, T., Windsor, A., Stange, E.F., Travis, S.P.L. for the European Crohn's and Colitis Organisation (2010). The second European evidence-based Consensus on the diagnosis and management of Crohn's disease: Current management. *Journal of Crohn's and Colitis, 4*, 28–62. http://doi.org/10.1016/j.crohns.2010.07.001

Dikomey, H. (1994). *Psychosomatische Erkrankung als Selbstregulationsstörung: Prüfung auf klinische Relevanz*. Diplomarbeit, Ruhr-Universität Bochum, Fakultät für Psychologie.

Dollard, J. & Miller, M.E. (1950). *Personality and Psychotherapy*. New York: McGraw Hill.

Ehehalt, R. & Kramer, H.-J. (2014). Aktuelle Diagnostik und Therapie der Colitis ulcerosa. *Coloproctology, 36*, 409–420. http://doi.org/10.1007/s00053-014-0475-4

Escher, M. (2015). Sonografie. In E.F. Stange (Hrsg.), *Entzündliche Darmerkrankungen* (S. 90). Stuttgart: Schattauer.

Fasbender, J. (2009). Achtsamkeit in der Klärungsorientierten Psychotherapie. In R. Sachse, J. Fasbender, J. Breil & O. Püschel (Hrsg.), *Grundlagen und Konzepte Klärungsorientierter Psychotherapie* (S. 202–231). Göttingen: Hogrefe.

Franke, G. (1995). *SCL-90-R. Die Symptom-Checkliste von Derogatis – Deutsche Version*. Göttingen: Beltz Test.

Franke, G. (2000). *Brief Symptom Inventory (BSI) von L.R. Derogatis (Kurzform der SCL-90-R)*. Göttingen: Hogrefe.

Frei, P. & Rogler, G. (2014). Topische Therapie bei chronisch-entzündlichen Darmerkrankungen. *Coloproctology, 36*, 353–358. http://doi.org/10.1007/s00053-014-0468-3

Friebel, V. (1992). *Morbus Crohn und Streß*. Dissertation. Eberhard-Karls-Universität Tübingen.

Friebel, V. (1995). *Morbus Crohn – Psyche einer Krankheit*. Göttingen: Verlag für Angewandte Psychologie.

Fries, E., Hellhammer, D.H., Lehnert, H. & Kirschbaum, C. (2012). Psychoneuroendokrinologie. In R.H. Adler, W. Herzog, P. Joraschky, K. Köhle, W. Langewitz, W. Söllner & W. Wesiack (Hrsg.), *Psychosomatische Medizin* (S. 74–81). München: Urban & Fischer.

Fuß, D. (1995). *Selbstregulationsstörung und Streßverarbeitung bei Psychosomatikern*. Diplomarbeit, Ruhr-Universität Bochum, Fakultät für Psychologie.

Goebell, H., Förster, S., Dirks, E., Hotz, J., Schaarschmidt, K. & Eigler, F.W. (1987). Morbus Crohn: Erkrankungsmuster in Beziehung zur Lokalisation. Eine prospektive Analyse an 300 Patienten. *Medizinische Klinik, 82*, 1–8.

Götz, M. (2015). Endoskopie. In E.F. Stange (Hrsg.), *Entzündliche Darmerkrankungen* (S. 80). Stuttgart: Schattauer.

Graff, L.A., Vincent, N., Walker, J.R., Clara, I., Carr, R., Ediger, J., Miller, N., Logala, L., Rawsthorne, P. & Lix, L. (2011). A population-based study of fatigue and sleep difficulties in inflammatory bowel disease. *Inflammatory Bowel Disease, 17*, 1882–1889. http://doi.org/10.1002/ibd.21580

Grossmann, P., Niemann, L., Schmidt, S. & Walach, H. (2004). Ergebnisse einer Metaanalyse zur Achtsamkeit als klinischer Intervention. In T. Heidenreich & J. Michalak (Hrsg.), *Achtsamkeit und Akzeptanz in der Psychotherapie. Ein Handbuch* (S. 701–725). Tübingen: dgvt.

Hancock, P.A. & Desmond, P.A. (2001). *Stress, workload, and fatigue*. New Jersey: Lawrence Erlbaum Associates.

Hardt, J., Balzer, K., Muche-Borowski, C. & Raspe, H. (2010a). Prüfung einer Kurzskala zum Stresserleben bei CED-Patienten. *Zentralblatt für Arbeitsmedizin, Arbeitsschutz und Ergonomie, 60* (9), 318–319.

Hardt, J., Muche-Borowski, C., Conrad, S., Balzer, K., Bokemeyer, B. & Raspe, H. (2010b). Chronisch entzündliche Darmerkrankungen als multifokale Erkrankungen: körperliche und psychosoziale Probleme von Patienten mit CED. Ergebnisse eines Fragebogen-Surveys. *Zeitschrift für Gastroenterologie, 48*, 381–391. http://doi.org/10.1055/s-0028-1109524

Hartmann, F. & Tannapfel, A. (2015). Pathologie. In E.F. Stange (Hrsg.), *Entzündliche Darmerkrankungen* (S. 72). Stuttgart: Schattauer.

Hautzinger, M., Bailer, M., Worall, H. & Keller, F. (1995). *Beck-Depressions-Inventar (BDI), Testhandbuch* (2., überarbeitete Auflage). Bern: Huber.

Hayes, S.C., Strohsal, K.D. & Wilson, K.G. (2007). *Akzeptanz und Commitment Therapie. Ein erlebnisorientierter Ansatz zur Verhaltensänderung* (2. Auflage). München: CIP-Medien.

Hayes, S.C., Wilson, K.G., Gifford, E., Bissett, R., Batten, S., Piasecki, M., Byrd, M. & Gregg, J. (2002). *The use of acceptance and commitment therapy and 12-step facilitation in the treatment of polysubstance abusing heroin addicts on methadone maintenance: a randomized controlled trial*. Paper presented at the meeting of the Association for behavior Analysis, Toronto.

Heckhausen, H., Gollwitzer, P.M. & Weinert, F.E. (1987). *Jenseits des Rubikon: Der Wille in den Humanwissenschaften*. Berlin:Springer. http://doi.org/10.1007/978-3-642-71763-5

Heckhausen, H. & Kuhl, J. (1985). From wishes to action: The dead-ends and short-cuts on the long way to action. In M. Frese & J. Sabini (Hrsg.), *Goal-directed behavior: The concept of action in psychology*, (p. 134–160). Hillsdale, NJ: Erlbaum.

Heidenreich, T. & Michalak, J. (2004). *Achtsamkeit und Akzeptanz in der Psychotherapie. Ein Handbuch*. Tübingen: dgvt.

Helfer, M. (1994). *Kontrollüberzeugungen, Selbstaufmerksamkeit und Psychosomatik*. Diplomarbeit, Ruhr-Universität Bochum, Fakultät für Psychologie.

Herbert, T.B. & Cohen, S. (1993). Stress and immunity in humans: a meta-analytic review. *Psychosomatic Medicine, 55*, 364–379. http://doi.org/10.1097/00006842-199307000-00004

Herrlicher, K. & Stange, E.F. (1997). Medikamentöse Therapie des Morbus Crohn. In Deutsche Morbus Crohn/Colitis ulcerosa Vereinigung (Hrsg.), *Chronisch entzündliche Darmerkrankungen Morbus Crohn/Colitis ulcerosa* (S. 92–101). Stuttgart: Scientific Publishers.

Hinsch, R. & Wittmann, S. (2003). *Soziale Kompetenz kann man lernen*. Weinheim: PVU.

Hoffmann, J.C. (2015). Chirurgische Therapie. In E.F. Stange (Hrsg.), *Entzündliche Darmerkrankungen* (S. 177). Stuttgart: Schattauer.

Horowitz, L.M., Strauß, B. & Kordy, H. (1994). *Inventar zur Erfassung Interpersonaler Probleme. Deutsche Version. Manual*. Weinheim: Beltz Test GmbH.

Iglesias Rey, M., Barreiro-de Acosta, M., Caamano-Isorna, F., Rodriguez, I.V., Ferreiro, R., Lindkvist, B., Gonzalez, A.L. & Dominguez-Munoz, J.E. (2014). Psychological factors are associated with changes in the health-related quality of life in inflammatory bowel disease. *Inflammatory Bowel Disease, 20*, 92–102.

Ilardi, B.C., Leone, D., Kasser, T. & Ryan, R.M. (1993). Employee and supervisor ratings of motivation: Main effects and discrepancies associated with job satisfaction and adjustment in a factory setting. *Journal of Applied Social Psychology, 23*, 1789–1805. http://doi.org/10.1111/j.1559-1816.1993.tb01066.x

Jansen, B. (1995). *Präzisierung der Alexithymie als affektive Reflexionsvermeidung und deren Implikationen.* Diplomarbeit, Ruhr-Universität Bochum, Fakultät für Psychologie.

Jantschek, G. (2012). Entzündliche Darmerkrankungen. In R.H. Adler, W. Herzog, P. Joraschky, K. Köhle, W. Langewitz, W. Söllner & W. Wesiack (Hrsg.), *Psychosomatische Medizin* (S. 30–940). München: Urban & Fischer.

Kasser, T., Ryan, R.M., Zax, M. & Sameroff, A.J. (1995). The relations of maternal and social environments to late adolescents' materialistic and prosocial values. *Developmental Psychology, 31*, 907–914. http://doi.org/10.1037/0012-1649.31.6.907

Knowles, S.R., Monshat, K. & Castle, D.J. (2013). The efficacy and methodological challenges of psychotherapy for adults with inflammatory bowel disease: A review. *Inflammatory Bowel Disease, 19*, 2704–2715. http://doi.org/10.1097/MIB.0b013e318296ae5a

Köhler, T. (1995). *Psychosomatische Krankheiten.* Stuttgart: Kohlhammer.

Kokkinos, C.M. (2007). Job stressors, personality and burnout in primary school teachers. *British Journal of Educational Psychology, 77*, 229–243. http://doi.org/10.1348/000709905X90344

Kramer, U. & Sachse, R. (2010). *Patient's and therapist's contribution to the clarification process: French validation of the BBBS on a borderline sample.* Poster presented on the symposium "Le trouble de la personalité borderline". Prilly, CH.

Krampen, G. (1981). *IPC-Fragebogen zu Kontrollüberzeugungen ("Locus of control"): Handanweisung.* Göttingen: Hogrefe.

Krampen, G. (1987). *Handlungstheoretische Persönlichkeitspsychologie.* Göttingen: Hogrefe.

Krawinkel, G. (1989). *Herzschlagwahrnehmung bei Psychosomatikern.* Diplomarbeit, Ruhr-Universität Bochum, Fakultät für Psychologie.

Kreis, M.E. (2015). Chirurgische Therapie. In E.F. Stange (Hrsg.), *Entzündliche Darmerkrankungen* (S. 145). Stuttgart: Schattauer.

Krummenerl, A. & Fleig, W.E. (1997). Medikamentöse Therapie der Colitis ulcerosa. In Deutsche Morbus Crohn/Colitis ulcerosa Vereinigung (Hrsg.), *Chronisch entzündliche Darmerkrankungen Morbus Crohn/Colitis ulcerosa* (S. 103–109). Stuttgart: Scientific Publishers.

Kuhl, J. (1983a). Emotion, Kognition und Motivation: I. Auf dem Wege zu einer systemtheoretischen Betrachtung der Emotionsgenese. *Sprache und Kognition, 2* (1), 1–27.

Kuhl, J. (1983b). Emotion, Kognition und Motivation: II. Die funktionale Bedeutung der Emotionen für das problemlösende Denken und für das konkrete Handeln. *Sprache und Kognition, 2* (4), 228–253.

Kuhl, J. (1983c). *Motivation, Konflikt und Handlungskontrolle.* Berlin:Springer. http://doi.org/10.1007/978-3-642-69098-3

Kuhl, J. (1985). Volitional mediators of cognition-behavior consistency: Self-regulatory processes and action versus state orientation. In J. Kuhl & J. Beckmann (Eds.), *Action control: From cognition to behavior* (p. 101–128). Heidelberg, New York: Springer.

Kuhl, J. (1988). Functional characteristics of human self-control. *Behavioral and Brain Sciences, 11*, 688. http://doi.org/10.1017/S0140525X00054078

Kuhl, J. (1992). A theory of self-regulation: A new theory for old applications. *Applied Psychology: An International Review, 41*, 97–129.

Kuhl, J. (1994). Handlungs- und Lageorientierung. In W. Sarges (Hrsg.), *Managementdiagnostik* (2. Auflage). Göttingen: Hogrefe.

Kuhl, J. (1995). *Introjektion, Alienation und Grübeln: Von rationalen Motivationsmodelle zu EEG-Korrelaten volitionaler Hemmung*. Unveröffentlichtes Manuskript. Universität Osnabrück.

Kuhl, J. (1996). Wille und Freiheitserleben: Formen der Selbststeuerung. In J. Kuhl & H. Heckhausen (Hrsg.), *Enzyklopädie der Psychologie: Motivation, Volition und Handlung* (Serie IV, Band 4, S. 665–765). Göttingen: Hogrefe.

Kuhl, J. (1998). Wille und Persönlichkeit: Von der Funktionsanalyse zur Aktivierungsdynamik psychischer Systeme. *Psychologische Rundschau, 49*, 61–77.

Kuhl, J. (2000). A functional-design approach to motivation and self-regulation: The dynamics of personality systems interactions. In M. Boekaerts, P.R. Pintrich & M. Zeidner (Hrsg.), *Handbook of self-regulation* (p. 111–169). New York: Academic Press.

Kuhl, J. (2001). *Motivation und Persönlichkeit: Interaktionen psychischer Systeme*. Göttingen: Hogrefe.

Kuhl, J. & Beckmann, J. (1994a). Alienation: Ignoring one's preferences. In J. Kuhl & J. Beckmann (Eds.), *Volition and Personality: Action versus state orientation* (p. 375–390). Göttingen: Hogrefe.

Kuhl, J. & Beckmann, J. (1994b). *Volition and Personality: Action versus state orientation*. Göttingen/Seattle: Hogrefe & Huber.

Kuhl, J. & Kaschel, R. (2004). Entfremdung als Krankheitsursache: Selbstregulation von Affekten und integrative Kompetenz. *Psychologische Rundschau,* 55 (2), 61–71.

Kuhl, J. & Kazen, M. (1994). Self-discrimination and memory: State orientation and false self-ascription of assigned activities. *Journal of Personality and Social Psychology, 66*, 1103–1115.

Kuhl, J. & Kazén, M. (1997). *Persönlichkeits-Stil- und Störungs-Inventar (PSSI)*. Göttingen: Hogrefe.

Kukorus, P. (1995). *Lageorientierte Handlungsregulationsstörung im Kern eines Funktionsmodells psychosomatischer Erkrankungen*. Diplomarbeit, Ruhr-Universität Bochum, Fakultät für Psychologie.

Lagoudis, M. (1997). *Explizierungsprozesse bei psychosomatischen Klienten mit und ohne Persönlichkeitsstörung*. Diplomarbeit, Ruhr-Universität Bochum, Fakultät für Psychologie.

Landis, J.R. & Koch, G.G. (1977). The measurement of observer agreement for categorical data. *Biometrics, 33*, 159–174. http://doi.org/10.2307/2529310

Langens, T.A. (2009). Das Motivkonzept: Ein Vergleich zwischen Klärungsorientierter Psychotherapie und allgemeiner Motivationspsychologie. In R. Sachse, J. Fasbender, J. Breil & O. Püschel (Hrsg.), *Grundlagen und Konzepte Klärungsorientierter Psychotherapie* (S. 117–141). Göttingen: Hogrefe.

Latzer, Y. & Gaber, L.B. (1998). Pathological conflict avoidance in anorexia nervosa: family perspectives. *Contemporary Family Therapy, 20* (4), 539–551.

Lazarus, R.S. (1991). *Emotion and adaptation*. London: Oxford University Press.

Lazarus, R.S. & Folkman, S. (1984). *Stress, appraisal, and coping*. New York: Springer.

Lembcke, B. (1997). Diagnostik bei chronisch entzündlichen Darmerkrankungen – ein Überblick. In Deutsche Morbus Crohn/Colitis ulcerosa Vereinigung (Hrsg.), *Chronisch entzündliche Darmerkrankungen Morbus Crohn/Colitis ulcerosa* (S. 47–52). Stuttgart: Scientific Publishers.

Leung, K. (1988). Some determinants of conflict avoidance. *Journal of cross-cultural psychology, 19* (1), 125–136.

Levenson, H. (1972). Distinctions within the concept of internal-external control. Development of a new scale. *Proceedings of the 80th Annual Convention of the American Psychological Association, 7*, 261–262.

Levenson, H. (1973). Multidimensional locus of control in psychiatric patients. *Journal of Consulting and Clinical Psychology, 41*, 397–404. http://doi.org/10.1037/h0035357

Litz, A. (1995). *Streß und Streßbewältigung bei psychosomatischen Klienten*. Diplomarbeit, Ruhr-Universität Bochum, Fakultät für Psychologie.

Loftus, E.V., Guerin, A., Yu, A.P., Wu, E.Q., Yang, M., Chao, J. & Mulani, P.M. (2011). Increased risks of developing anxiety and depression in young patients with Crohn's disease. *American Journal of Gastroenterology, 106*, 1670–1677. http://doi.org/10.1038/ajg.2011.142

Martin, D.G. (1972). *Learning-based client-centered therapy*. Monterey, California: Brooks, Cole.

McCombie, A.M., Mulder, R.T. & Gearry, R.B. (2013). Psychotherapy for inflammatory bowel disease: A review and update. *Journal of Crohn's and Colitis, 7*, 935–949. http://doi.org/10.1016/j.crohns.2013.02.004

Melle, U., Rosien, U., Layer, P. & Groß, V. (2011). Colitis ulcerosa. *DoctorConsult – The Journal, Wissen für Klinik und Praxis, 2*, 43–48. http://doi.org/10.1016/j.dcjwkp.2011.03.007

Merkle, R. (2001). *So gewinnen Sie mehr Selbstvertrauen*. Mannheim: PAL.

Merz, J. (1984). Erfahrungen mit der Selbstaufmerksamkeitsskala von Fenigstein, Scheier und Buss (1975). *Psychologische Beiträge, 26*, 239–249.

Michalak, J., Meibert, P. & Heidenreich, T. (2007). Achtsamkeitsbasierte Kognitive Therapie – ein neuer Ansatz zur Rückfallprophylaxe bei Depressionen. In U. Anderssen-Reuster (Hrsg.), *Achtsamkeit in Psychotherapie und Psychosomatik. Haltung und Methode* (S. 172–184). Stuttgart: Schattauer.

Muß, B. (1993). *Auffälligkeiten in der Körperwahrnehmung von Psychosomatikern*. Diplomarbeit, Ruhr-Universität Bochum, Fakultät für Psychologie.

Nahon, S., Lahmek, P., Durance, C., Olympie, A., Lesgourgues, B., Colombel, J.-F. & Gendre, J.-P. (2012). Risk Factors of Anxiety and Depression in Inflammatory Bowel Disease. *Inflammatory Bowel Disease, 18* (2), 2086–2091.

Nil, R., Jacogshagen, N., Schächinger, H., Baumann, P., Höck, P., Hättenschwiler, J., Ramseier, F., Seifritz, E. & Holsboer-Trachsler, E. (2010). Burnout – eine Standortbestimmung. *Schweizer Archiv für Neurologie und Psychiatrie, 161* (2), 72–77.

Ott, C. (2015). Epidemiologie. In E.F. Stange (Hrsg.), *Entzündliche Darmerkrankungen* (3. Auflage). Stuttgart: Schattauer.

Pfingsten, U. (1984). *Soziale Durchsetzung*. München: Profil.

Pfingsten, U. (2007). Ein Erklärungsmodell sozialer Kompetenzen und Kompetenzprobleme. In R. Hinsch & U. Pfingsten (Hrsg.), *Gruppentraining sozialer Kompetenzen (GSK)* (S. 12–72). Weinheim: PVU.

Pfingsten, U. (2009). Training sozialer Kompetenz. In J. Margraf & S. Schneider (Hrsg.), *Lehrbuch der Verhaltenstherapie* (S. 587–596). Heidelberg: Springer.

Pleiger, S. (1996). *Selbstaufmerksamkeit und Selbstakzeptierung als Prädiktoren psychosomatischer Beschwerden*. Diplomarbeit, Ruhr-Universität Bochum, Fakultät für Psychologie.

Preiß, J.C., Bokemeyer, B., Buhr, H.J., Dignass, A., Häuser, W., Hartmann, F., Herrlinger, K.R., Kaltz, B., Kienle, P., Kruis, W., Kucharzik, T., Langhorst, J., Schreiber, S., Siegmund, B., Stallmach, A., Stange, E.F., Stein, J. & Hoffmann, J.C. (2014). Aktualisierte S3-Leitlinie – Diagnostik und Therapie des Morbus Crohn. *Zeitschrift für Gastroenterologie, 52*, 1431–1484. http://doi.org/10.1055/s-0034-1385199

Raedsch, R. (1997). Begleiterkrankungen bei chronisch entzündlichen Darmerkrankungen. In Deutsche Morbus Crohn/Colitis ulcerosa Vereinigung (Hrsg.), *Chronisch entzündliche Darmerkrankungen Morbus Crohn/Colitis ulcerosa* (S. 149–157). Stuttgart: Scientific Publishers.

Rahim, M.A. & Magner, N.R. (1995). Confirmatory Factor Analysis of the Styles of Handling Interpersonal Conflict: First-Order Factor Model and Ist Invariance Across Groups. *Journal of Applied Psychology, 80* (1), 122–132.

Reis, H.T., Sheldon, K.M., Gable, S.L., Roscoe, J. & Ryan, R.M. (2000). Daily well-being: The role of autonomy, competence, and relatedness. *Personality and Social Psychology Bulletin, 26*, 419–435. http://doi.org/10.1177/0146167200266002

Rohde, D. (1994). *Psychosomatische Erkrankung als Selbstregulationsstörung: Ein Modelltest.* Diplomarbeit, Ruhr-Universität Bochum, Fakultät für Psychologie.

Richter, P. & Hacker, W. (2008). *Belastung und Beansprung - Stress, Ermüdung und Burnout im Arbeitsleben.* Kröning: Asanger Verlag.

Ries, M. (1993). *Die Beeinflussbarkeit der Körperwahrnehmung von Psychosomatikern.* Diplomarbeit, Ruhr-Universität Bochum, Fakultät für Psychologie.

Rohlfs, C. (2011). *Bildungseinstellungen - Schule und formale Bildung aus der Perspektive von Schülerinnen und Schülern.* Wiesbaden: Verlag für Sozialwissenschaften.

Rothfuß, K.S. (2015). Extraintestinale Manifestationen und Komplikationen. In E.F. Stange (Hrsg.), *Entzündliche Darmerkrankungen* (S. 224). Stuttgart: Schattauer.

Rudolph, R. (1989). *Selbstaufmerksamkeit psychosomatischer Klienten in der Gesprächspsychotherapie.* Diplomarbeit, Ruhr-Universität Bochum, Fakultät für Psychologie.

Rüter, S. (1996). *Handlungs-Lage-Orientierung und Kontrollüberzeugung als Prädiktoren psychosomatischer Beschwerden.* Diplomarbeit, Ruhr-Universität Bochum, Fakultät für Psychologie.

Sachse, R. (1983). Das Ein-Personen-Rollenspiel: Ein integratives Therapieverfahren. *Partnerberatung, 4,* 187-200.

Sachse, R. (1990a). Schwierigkeiten im Explizierungsprozeß psychosomatischer Klienten: Zur Bedeutung von Verstehen und Prozeßdirektivität. *Zeitschrift für Klinische Psychologie, Psychopathologie und Psychotherapie, 38,* 191-205.

Sachse, R. (1990b). The influence of therapists' processing proposals on the explication process of the client. *Person-Centered Review, 5,* 321-344.

Sachse, R. (1990c). Concrete interventions are crucial: The influence of therapist's processing-proposals on the client's intra-personal exploration. In G. Lietaer, J. Rombauts & R. van Balen (Eds.), *Client-centered and experiential psychotherapy in the nineties* (p. 295-308). Leuven: University Press.

Sachse, R. (1991a). Probleme und Potentiale in der gesprächspsychotherapeutischen Behandlung psychosomatischer Klienten. In J. Finke & L. Teusch (Hrsg.), *Gesprächspsychotherapie bei Neurosen und Psychosomatischen Erkrankungen* (S. 197-215). Heidelberg: Asanger.

Sachse, R. (1991b). Spezifische Wirkfaktoren in der Klientenzentrierten Psychotherapie: Zur Bedeutung von Bearbeitungsangeboten und Inhaltsbezügen. *Verhaltenstherapie und psychosoziale Praxis, 23,* 157-171.

Sachse, R. (1991c). Zielorientiertes Handeln in der Gesprächspsychotherapie: Steuerung des Explizierungsprozesses von Klienten durch zentrale Bearbeitungsangebote des Therapeuten. In D. Schulte (Hrsg.), *Therapeutische Entscheidungen* (S. 89-106). Göttingen: Hogrefe.

Sachse, R. (1992a). *Zielorientierte Gesprächspsychotherapie - Eine grundlegende Neukonzeption.* Göttingen: Hogrefe.

Sachse, R. (1992b). Differential Effects of Processing Proposals and Content References on the Explication Process of Clients with Different Starting Conditions. *Psychotherapy Research, 4,* 235-251. http://doi.org/10.1080/10503309212331333004

Sachse, R. (1992c). Zielorientiertes Handeln in der Gesprächspsychotherapie: Zum tatsächlichen und notwendigen Einfluß von Therapeuten auf die Explizierungsprozesse bei Klienten. *Zeitschrift für Klinische Psychologie, 21,* 286-301.

Sachse, R. (1993a). Gesprächspsychotherapie mit psychosomatischen Klienten: Eine theoretische Begründung der Indikation. In L. Teusch & J. Finke (Hrsg.), *Die Explizierung der Krankheitslehre der Gesprächspsychotherapie auf der Ebene eines sprachpsychologischen Modells* (S. 173-193). Heidelberg: Asanger.

Sachse, R. (1993b). The effects of intervention phrasing of therapist-client communication. *Psychotherapy research, 3* (4), 260-277.

Sachse, R. (1994a). Veränderungsprozesse im Verlauf Klientenzentrierter Behandlung psychosomatischer Patienten. In K. Pawlik (Hrsg.), *39. Kongress der Deutschen Gesellschaft für Psychologie* (S. 601–602). Hamburg: Psychologisches Institut I der Universität Hamburg.

Sachse, R. (1994b). Herzschlagwahrnehmung bei psychosomatischen Patienten: Abwendung der Aufmerksamkeit von eigenen Körperprozessen. *Psychotherapie, Psychosomatik, Medizinische Psychologie, 44*, 284–292.

Sachse, R. (1995a). Zielorientierte Gesprächspsychotherapie: Effektive psychotherapeutische Strategien bei Klienten und Klientinnen mit psychosomatischen Magen-Darm-Erkrankungen. In J. Eckert (Hrsg.), *Forschung zur Klientenzentrierten Psychotherapie: Aktuelle Ansätze und Ergebnisse* (S. 27–49). Köln: GwG.

Sachse, R. (1995b). *Der psychosomatische Klient in der Praxis: Grundlagen einer effektiven Therapie mit „schwierigen" Klienten.* Stuttgart: Kohlhammer.

Sachse, R. (1995c). Psychosomatische Störungen als Beeinträchtigung der Selbstregulation. In S. Schmidtchen, G.-W. Speierer, H. Linster (Hrsg.), *Die Entwicklung der Person und ihre Störung, 2* (S. 83–116). Köln: GwG.

Sachse, R. (1997a). Zielorientierte Gesprächspsychotherapie bei Klienten mit psychosomatischen Störungen. Therapiekonzepte und Ergebnisse. *Gesprächspsychotherapie und Personenzentrierte Beratung, 28*, 90–107.

Sachse, R. (1997b). Clientgerichte Psychotherapie bij psychosomatische stoornissen. *Tijdschrift voor Clientgerichte Psychotherapie, 35*, 5–32.

Sachse, R. (1998). Goal-oriented Client-centered Psychotherapy of Psychosomatic Disorders. In L. Greenberg, J. Watson & G. Lietaer (Eds.), *Handbook of experiential Psychotherapy* (p. 295–327). New York: Guilford.

Sachse, R. (1999). *Psychotherapie psychosomatischer Magen-Darm-Erkrankungen. Psychologische und somatische Veränderungen und Reduktion der Gesundheitskosten.* Ruhr-Universität Bochum, Fakultät für Psychologie.

Sachse, R. (2001). Persönlichkeitsstörung als Interaktionsstörung: Der Beitrag der Gesprächspsychotherapie zur Modellbildung und Intervention. *Psychotherapie, 5*, (2), 282–292.

Sachse, R. (2003). *Klärungsorientierte Psychotherapie.* Göttingen: Hogrefe.

Sachse, R. (2004). Schwierige Interaktionssituationen im Psychotherapieprozess. In W. Lutz, J. Kosfelder & J. Joormann (Hrsg.), *Misserfolge und Abbrüche in der Psychotherapie* (S. 123–144). Bern: Huber.

Sachse, R. (2006a). *Psychologische Psychotherapie bei chronisch entzündlichen Darmerkrankungen.* Göttingen: Hogrefe.

Sachse, R. (2006b). Die Bearbeitung dysfunktionaler Schemata im Ein-Personen-Rollenspiel. In R. Sachse & P. Schlebusch (Hrsg.), *Perspektiven Klärungsorientierter Psychotherapie* (S. 255–280). Lengerich: Pabst.

Sachse, R. (2007). Klärungsorientierte Psychotherapie bei chronisch entzündlichen Darmerkrankungen. In J. Kriz & Th. Slunecko (Hrsg.), *Gesprächspsychotherapie* (S. 286–294). Wien: Facultas UTB.

Sachse, R. (2008). Klärungsprozesse in der Psychotherapie. In J. Margraf & S. Schneider (Hrsg.), *Lehrbuch der Verhaltenstherapie* (3. Auflage, S. 227–232). Berlin: Springer.

Sachse, R. (2013a). *Persönlichkeitsstörungen: Leitfaden für eine psychologische Psychotherapie* (2. Auflage). Göttingen: Hogrefe.

Sachse, R. (2013b). Das Ein-Personen-Rollenspiel: Ein therapeutisches Rahmenmodell. *Psychotherapie im Dialog, 3*, 43–47.

Sachse, R. (2014). Schemata und ihre Relevanz für affektive und emotionale Verarbeitung. In R. Sachse & T. A. Langens (Hrsg.), *Emotionen und Affekte in der Psychotherapie* (S. 56–70). Göttingen: Hogrefe.

Sachse, R. (2015a). Ein-Personen-Rollenspiel: Vorgehen, Anwendungsbereiche und Einsatz im Therapieprozess. In R. Sachse, S. Schirm & S. Kiszkenow (Hrsg.), *Klärungsorientierte Psychotherapie in der Praxis* (S. 53–62). Lengerich: Pabst.

Sachse, R. (2015b). Das Persönlichkeitsstörungs-Rating-System. In R. Sachse, S. Schirm & S. Kiszkenow (Hrsg.), *Klärungsorientierte Psychotherapie in der Praxis* (S. 29–52). Lengerich: Pabst.

Sachse, R. (2016a). *Klärungsprozesse in der Klärungsorientierten Psychotherapie.* Göttingen: Hogrefe. http://doi.org/10.1026/02726-000

Sachse, R. (2016b). Was sind und was sollen Klärungsprozesse? In R. Sachse & M. Sachse (Hrsg.), *Klärungsprozesse in der Praxis II* (S. 15–29). Lengerich: Pabst.

Sachse, R. (in Vorbereitung). Validierung des Ratingsystems zur Erfassung der psychosomatischen Verarbeitungsstruktur. In R. Sachse, M. Sachse & S. Pauly (Hrsg.), *Forschung in der Klärungsorientierten Psychotherapie II.* Lengerich: Pabst.

Sachse, R. & Atrops, A. (1991). Schwierigkeiten psychosomatischer Klienten bei der Klärung eigener Emotionen und Motive: Mögliche Konsequenzen für die therapeutische Arbeit. *Psychotherapie, Psychosomatik, Medizinische Psychologie, 41,* 155–198.

Sachse, R., Atrops, A., Wilke, F. & Maus, C. (1992). *Focusing: Ein emotionszentriertes Psychotherapie-Verfahren.* Bern: Huber.

Sachse, R., Breil, J. & Fasbender, J. (2009). Beziehungsmotive und Schemata: Eine Heuristik. In R. Sachse, J. Fasbender, J. Breil & O. Püschel (Hrsg.), *Grundlagen und Konzepte Klärungsorientierter Psychotherapie* (S. 66–88). Göttingen: Hogrefe.

Sachse, R. & Fasbender, J. (2011). Focusing: Eine Therapietechnik zur Repräsentation affektiver Schemata. In R. Sachse, J. Fasbender, J. Breil & M. Sachse (Hrsg.), *Perspektiven Klärungsorientierter Psychotherapie II* (S. 131–155). Lengerich: Pabst.

Sachse, R. & Fasbender, J. (2013). Einpersonenrollenspiel. In W. Senf, M. Broda & B. Wilms (Hrsg.), *Techniken der Psychotherapie. Ein Methodenübergreifendes Kompendium* (S. 83–86). Stuttgart: Georg Thieme Verlagsgruppe.

Sachse, R. & Fasbender, J. (2014). Focusing: Die Repräsentation affektiver Bedeutungen. In R. Sachse & T. A. Langens (Hrsg.), *Emotionen und Affekte in der Psychotherapie* (S. 156–178). Göttingen: Hogrefe.

Sachse, R., Fasbender, J. & Breil, J. (2009). Klärungsprozesse: Was soll im Therapieprozess geklärt werden? In R. Sachse, J. Fasbender, J. Breil & O. Püschel (Hrsg.), *Grundlagen und Konzepte Klärungsorientierter Psychotherapie* (S. 36–64). Göttingen: Hogrefe.

Sachse, R., Fasbender, J. & Sachse, M. (2011). Die Bearbeitung von Vermeidung in der Klärungsorientierten Psychotherapie. In R. Sachse, J. Fasbender, J. Breil & M. Sachse (Hrsg.), *Perspektiven Klärungsorientierter Psychotherapie II* (S. 156–183). Lengerich: Pabst.

Sachse, R. & Kiszkenow-Bäker, S. (2017). *Persönlichkeitsstörungen: Probleme der Diagnostik und Komorbidität.* Göttingen: Hogrefe.

Sachse, R., Kiszkenow-Bäker, S. & Schirm, S. (2016). Das Persönlichkeitsstörungs-Rating-System. In R. Sachse & M. Sachse (Hrsg.), *Forschung in der Klärungsorientierten Psychotherapie* (S. 109–149). Lengerich: Pabst.

Sachse, R. & Kramer, U. (2015a). Untersuchung der BIBS-Skalen: Korrelationen der PTBS-Variablen untereinander. In R. Sachse, S. Schirm & U. Kramer (Hrsg.), *Klärungsorientierte Psychotherapie. Systematisch dokumentieren: Die Skala zur Erfassung von Bear-beitung, Inhalt und Beziehung im Therapieprozess* (S. 26–33). Göttingen: Hogrefe.

Sachse, R. & Kramer, U. (2015b). Validierung der BIBS-Skalen an Klienten-Erfolgsmaßen. In R. Sachse, S. Schirm & U. Kramer (Hrsg.), *Klärungsorientierte Psychotherapie. Systematisch dokumentieren: Die Skala zur Erfassung von Bearbeitung, Inhalt und Be-ziehung im Therapieprozess* (S. 39–49). Göttingen: Hogrefe.

Sachse, R. & Kramer, U. (2015c). Veränderungsmessungen mit den BIBS. In R. Sachse, S. Schirm & U. Kramer (Hrsg.), *Klärungsorientierte Psychotherapie. Systematisch doku-mentieren: Die Skala zur Erfassung von Bearbeitung, Inhalt und Beziehung im Therapieprozess* (S. 90–104). Göttingen: Hogrefe.

Sachse, R., Püschel, O., Fasbender, J. & Breil, J. (2008). *Klärungsorientierte Schema-Bearbeitung – Dysfunktionale Schemata effektiv verändern.* Göttingen: Hogrefe.

Sachse, R. & Rudolph, R. (1992a). Gesprächspsychotherapie mit psychosomatischen Klienten? Eine empirische Untersuchung auf der Basis der Theorie der objektiven Selbstaufmerksamkeit. In M. Behr, U. Esser, F. Petermann, W. M. Pfeiffer & R. Tausch (Hrsg.), *Jahrbuch für Personenzentrierte Psychologie und Psychotherapie, 3* (S. 66–84). Köln: GwG-Verlag.

Sachse, R. & Rudolph, R. (1992b). Selbstaufmerksamkeit bei psychosomatischen Patienten. *Zeitschrift für Klinische Psychologie, Psychopathologie und Psychotherapie, 40*, 146–164.

Sachse, R. & Sachse, M. (2011). Implikationsstrukturen: Verstehen, Modellbildung und therapeutische Explizierungen. In R. Sachse, J. Fasbender, J. Breil & M. Sachse (Hrsg.), *Perspektiven Klärungsorientierter Psychotherapie II* (S. 94–172). Lengerich: Pabst.

Sachse, R., Sachse, M. & Fasbender, J. (2010). *Klärungsorientierte Psychotherapie von Persönlichkeitsstörungen.* Göttingen: Hogrefe.

Scheier, M. F. (1980). Effects of public and private self-consciousness on the public expression of personal beliefs. *Journal of Personality and Social Psychology, 39*, 514–521.

Scheier, M. F., Buss, A. H. & Buss, D. M. (1978). Self-consciousness, self-report of aggressiveness, and aggression. *Journal of Research in Personality, 12*, 133–140.

Scheier, M. F. & Carver, C. S. (1983). Self-directed attention and the comparison of self with standards. *Journal of Experimental Social Psychology, 19*, 205–222.

Scheier, M. F., Carver, C. S. & Gibbons, F. X. (1979). Self-directed attention, awareness of bodily states, and suggestibility. *Journal of Personality and Social Psychology, 37*, 1576–1588.

Scherer, M., Hardt, J., Blozik, E., Preiß, J. C., Bokemeyer, B., Hüppe, A. & Raspe, H. (2011). Medikamentöse Versorgung von Patienten mit Colitis ulcerosa. *Zeitschrift für Gastroenterologie, 49*, 820–826. http://doi.org/10.1055/s-0031-1273276

Schirm, S., Kramer, U. & Sachse, R. (2015a). Beschreibung der BIBS und ein Manual zum Rating. In R. Sachse, S. Schirm & U. Kramer (Hrsg.), *Klärungsorientierte Psychotherapie systematisch dokumentieren* (S. 50–89). Göttingen: Hogrefe.

Schirm, S., Kramer, U. & Sachse, R. (2015b). Die Anwendung der BIBS. In R. Sachse, S. Schirm & U. Kramer (Hrsg.), *Klärungsorientierte Psychotherapie systematisch dokumentieren* (S. 50–89). Göttingen: Hogrefe.

Schreiber, C. (1993). *Verlauf der Entzündungsparameter unter Standardtherapie des akuten Morbus Crohn.* Dissertation. Ruhr-Universität Bochum.

Schreiber, S. & Rosenstiel, P. (2015). Genetische Aspekte. In E. F. Stange (Hrsg.), *Entzündliche Darmerkrankungen* (S. 9). Stuttgart: Schattauer.

Schubert, C., Zänker, K. S., Niggemann, B. & Schüßler, G. (2012). Psychoneuroimmunologie. In R. H. Adler, W. Herzog, P. Joraschky, K. Köhle, W. Langewitz, W. Söllner & W. Wesiack (Hrsg.), *Psychosomatische Medizin* (S. 82–97). München: Urban & Fischer.

Schwarzer, R. (2000). *Stress, Angst und Handlungsregulation.* Stuttgart: Kohlhammer.

Schwarzer, R. & Jerusalem, M. (1989). Erfassung leistungsbezogener und allgemeiner Kontroll- und Kompetenzerwartungen. In G. Krampen (Hrsg.), *Diagnostik von Attributionen und Kontrollüberzeugungen* (S. 127–133). Göttingen: Hogrefe.

Schwarzer, R. & Jerusalem, M. (1999). *Skalen zur Erfassung von Lehrer- und Schülermerkmalen. Dokumentation der psychometrischen Verfahren im Rahmen der Wissenschaftlichen Begleitung des Modellversuchs Selbstwirksame Schulen.* Berlin: Freie Universität Berlin.

Scotland, K. (1995). *Selbstregulation und Reflexionsvermeidung bei psychosomatisch erkrankten Patienten.* Diplomarbeit, Ruhr-Universität Bochum, Fakultät für Psychologie.

Segal, Z.V., Williams, J.M.G. & Teasdale, J.D. (2002). *Mindfulness-based cognitive therapy for depression: a new approach to preventing relapse.* New York: Guilford Press.

Shapiro, S.L., Schwartz, G.E. & Bonner, G. (1998). Effects of Mindfulness-Based Stress Reduction on Medical and Premedical Students. *Journal of Behavioral Medicine, 21* (6), 581–599.

Sheffield, B.F. & Carney, M.W. (1976). Crohn's disease: a psychosomatic illness? *The British Journal of Psychiatry, 128*, 446–450. http://doi.org/10.1192/bjp.128.5.446

Sheldon, K.M., Ryan, R.M. & Reis, H.T. (1996). What makes for a good day? Competence and autonomy in the day and in the person. *Personality and Social Psychology Bulletin, 22*, 1270–1279. http://doi.org/10.1177/01461672962212007

Sorembe, V. & Westhoff, K. (1985). *Skala zur Erfassung der Selbstakzeptierung (SESA).* Göttingen: Hogrefe.

Stallmach, A. (2015). Klinik, Klassifikation und Krankheitsverlauf. In E.F. Stange (Hrsg.), *Entzündliche Darmerkrankungen* (S. 121). Stuttgart: Schattauer.

Stein, J. (2015). Labordiagnostik. In E.F. Stange (Hrsg.), *Entzündliche Darmerkrankungen* (S. 54). Stuttgart: Schattauer.

Tedeschi, J.T., Lindskold, S. & Rosenfeld, P. (1985). *Introduction to social psychology.* St. Paul, MN: West Publishing Company.

Tedeschi, J.T. & Norman, N. (1985). Social power, self-presentation, and the self. In B.R. Schlenker (Ed.), *The self and social life* (p. 293–322). New York: McGraw-Hill.

Tedeschi, J.T. & Riess, M. (1981). Identities, the phenomenal self, and laboratory research. In J.T. Tedeschi (Ed.), *Impression management theory and social psychological research* (p. 3–22). New York: Academic Press.

Tedeschi, J.T., Schlenker, B.R. & Bonoma, T.V. (1973). *Conflict, power and games: The experimental study of interpersonal relations.* Chicago: Aldine.

Tholen, C. (1994). *Der Umgang mit selbsterzeugtem Streß: Kontrolle und Körperwahrnehmung bei Herzinfarktpatienten.* Diplomarbeit, Ruhr-Universität Bochum, Fakultät für Psychologie.

Thomas, K.W. (1992). Conflict and conflict management: Reflections and update. *Journal of Organizational Behavior, 13*, 265–274. http://doi.org/10.1002/job.4030130306

Trzesniewski, K.H., Brent Donnellan, M. & Robins, R.W. (2003). Stability of self-esteem across the life span. *Journal of Personality and Social Psychology, 84*, 205–220. http://doi.org/10.1037/0022-3514.84.1.205

Vogelaar, L., van't Spijker, A., Vogelaar, T., van Busschbach, J.J., Visser, A.S., Kuipers, E.J. & van der Woude, C. (2011). Solution focused therapy: A promising new tool in the management of fatigue in Crohn's disease patients – Psychological interventions for the management of fatigue in Crohn's disease. *Journal of Crohn's and Colitis, 5*, 585–591. http://doi.org/10.1016/j.crohns.2011.06.001

Volkema, R.J. & Bergmann, T.J. (1995). Conflict Styles as Indicators of Behavioral Patterns in Interpersonal Conflicts. *The Journal of Social Psychology, 134* (1), 5–15.

Wahed, M., Corser, M., Goodhand, J.R. & Rampton, D.S. (2010). Does psychological counselling alter the natural history of inflammatory bowel disease? *Inflammatory Bowel Disease, 16*, 664–669. http://doi.org/10.1002/ibd.21098

Wehkamp, J. & Stange, E.F. (2015). Angeborene Immunität und Schleimhautbarriere. In E.F. Stange (Hrsg.), *Entzündliche Darmerkrankungen* (S. 24–39). Stuttgart: Schattauer.

Weidenbach, T. (1982). *Über die Colitis ulcerosa.* Dissertation. Technische Universität München.

Wiegert, G. (1995). *Der Einfluß der objektiven Selbstaufmerksamkeit auf die Selbstdiskriminierung bei Psychosomatikern.* Diplomarbeit, Ruhr-Universität Bochum, Fakultät für Psychologie.

Williams, G.C., Gagné, M., Ryan, R.M. & Deci, E.L. (2000). *Supporting autonomy to motivate smoking cessation: A test of self-determination theory*. Unpublished manuscript, University of Rochester, Rochester, NY.

Wurll, P. (2007). Achtsamkeit als therapeutische Grundhaltung. In U. Anderssen-Reuster (Hrsg.), *Achtsamkeit in Psychotherapie und Psychosomatik. Haltung und Methode* (S. 69–77). Stuttgart: Schattauer.

Wüstefeld-Will, M. (1997). *Demoralisierung, Selbstwert und Depression bei Psychosomatikern: Auswirkungen der Streßverarbeitung*. Diplomarbeit, Ruhr-Universität Bochum, Fakultät für Psychologie.

Zacher, A. & Becker, U. (1988). Zur Psychosomatik des Morbus Crohn aus allgemeinärztlicher, internistischer und chirurgischer Sicht. In H.-G. Rechenberger & H.-V. Werthmann (Hrsg.), *Psychotherapie und Innere Medizin* (S. 68–77). München: Pfeiffer.

Zuschlag, B. & Thielke, W. (1992). *Konfliktsituationen im Alltag. Ein Leitfaden für den Umgang mit Konflikten in Beruf und Familie*. Göttingen: Verlag für Angewandte Psychologie.